全国普通高等中医药院校药学类专业“十三五”规划教材（第二轮规划教材）

中药资源学

（第2版）

（供中药学、中药资源与开发、中医学、药学及相关专业使用）

主　编　巢建国　裴　瑾

副主编　可　燕　董诚明　周日宝　江维克　杨成梓

编　委　（以姓氏笔画为序）

马　毅（甘肃中医药大学）
马云桐（成都中医药大学）
可　燕（上海中医药大学）
龙庆德（贵州医科大学）
田建平（海南医学院）
白吉庆（陕西中医药大学）
刘　勇（北京中医药大学）
刘小莉（云南中医药大学）
江维克（贵州中医药大学）
许　亮（辽宁中医药大学）
孙亚昕（南京中医药大学翰林学院）
严　辉（南京中医药大学）
李　勇（刑台医学高等专科学校）
李　颖（山东中医药大学）
杨　全（广东药科大学）
杨成梓（福建中医药大学）
何先元（重庆医科大学）
张春椿（浙江中医药大学）
周　博（黑龙江中医药大学）
周日宝（湖南中医药大学）
赵云生（宁夏医科大学）
侯芳洁（河北中医学院）
贺丹霞（中国药科大学）
巢建国（南京中医药大学）
彭华胜（安徽中医药大学）
森　林（湖北中医药大学）
董诚明（河南中医药大学）
裴　瑾（成都中医药大学）

中国健康传媒集团
中国医药科技出版社

内容提要

本教材是“全国普通高等中医药药学类专业‘十三五’规划教材（第二轮规划教材）”之一，依照教育部相关文件和精神，根据本专业教学要求和课程特点，结合《中国药典》（2015年版）编写而成。全书共分8章，包括绪论，中药资源与自然和社会环境，中国中药资源概况，中药资源的调查与动态监测，中药资源评价，中药资源开发利用，中药资源保护、更新和可持续利用，中药资源管理，在着重反映中药资源学科的基本理论、基本知识、基本方法的基础上，融入近年来本学科的新进展、新理论、新方法、新技术和新成果。本教材为书网融合教材，即纸质教材有机融合电子教材，教学配套资源和数字化教学服务（在线教学、在线作业、在线考试），使教与学更便捷。

本教材实用性强，主要供中医药院校中药学、中药资源与开发、中医学、药学及相关专业使用，也可作为医药行业考试与培训的参考用书。

图书在版编目（CIP）数据

中药资源学／巢建国，裴瑾主编．—2版．—北京：中国医药科技出版社，2018.8
全国普通高等中医药院校药学类专业“十三五”规划教材（第二轮规划教材）
ISBN 978-7-5214-0274-2

Ⅰ．①中…　Ⅱ．①巢…②裴…　Ⅲ．①中药资源-中医学院-教材　Ⅳ．①R282

中国版本图书馆CIP数据核字（2018）097826号

美术编辑　陈君杞
版式设计　诚达誉高

出版　**中国健康传媒集团**｜中国医药科技出版社
地址　北京市海淀区文慧园北路甲22号
邮编　100082
电话　发行：010-62227427　邮购：010-62236938
网址　www.cmstp.com
规格　889×1194mm　1/16
印张　9½
字数　199千字
初版　2014年8月第1版
版次　2018年8月第2版
印次　2021年9月第4次印刷
印刷　廊坊市海玉印刷有限公司
经销　全国各地新华书店
书号　ISBN 978-7-5214-0274-2
定价　24.00元

获取新书信息、投稿、为图书纠错，请扫码联系我们。

全国普通高等中医药院校药学类专业“十三五”规划教材（第二轮规划教材）

编写委员会

全国普通高等中医药院校药学类专业“十三五”规划教材（第二轮规划教材）

出版说明

“全国普通高等中医药院校药学类‘十二五’规划教材”于2014年8月至2015年初由中国医药科技出版社陆续出版，自出版以来得到了各院校的广泛好评。为了更新知识、优化教材品种，使教材更好地服务于院校教学，同时为了更好地贯彻落实《国家中长期教育改革和发展规划纲要（2010－2020年）》《“十三五”国家药品安全规划》《中医药发展战略规划纲要（2016－2030年）》等文件精神，培养传承中医药文明，具备行业优势的复合型、创新型高等中医药院校药学类专业人才，在教育部、国家药品监督管理局的领导下，在“十二五”规划教材的基础上，中国健康传媒集团·中国医药科技出版社组织修订编写“全国普通高等中医药院校药学类专业‘十三五’规划教材（第二轮规划教材）”。

本轮教材建设，旨在适应学科发展和食品药品监管等新要求，进一步提升教材质量，更好地满足教学需求。本轮教材吸取了目前高等中医药教育发展成果，体现了涉药类学科的新进展、新方法、新标准；旨在构建具有行业特色、符合医药高等教育人才培养要求的教材建设模式，形成“政府指导、院校联办、出版社协办”的教材编写机制，最终打造我国普通高等中医药院校药学类专业核心教材、精品教材。

本轮教材包含47门，其中39门教材为新修订教材（第2版），《药理学思维导图与学习指导》为本轮新增加教材。本轮教材具有以下主要特点。

一、教材顺应当前教育改革形势，突出行业特色

教育改革，关键是更新教育理念，核心是改革人才培养体制，目的是提高人才培养水平。教材建设是高校教育的基础建设，发挥着提高人才培养质量的基础性作用。教材建设以服务人才培养为目标，以提高教材质量为核心，以创新教材建设的体制机制为突破口，以实施教材精品战略、加强教材分类指导、完善教材评价选用制度为着力点。为适应不同类型高等学校教学需要，需编写、出版不同风格和特色的教材。而药学类高等教育的人才培养，有鲜明的行业特点，符合应用型人才培养的条件。编写具有行业特色的规划教材，有利于培养高素质应用型、复合型、创新型人才，是高等医药院校教育教学改革的体现，是贯彻落实《国家中长期教育改革和发展规划纲要（2010－2020年）》的体现。

二、教材编写树立精品意识，强化实践技能培养，体现中医药院校学科发展特色

本轮教材建设对课程体系进行科学设计，整体优化；对上版教材中不合理的内容框架进行适当调整；内容（含法律法规、食品药品标准及相关学科知识、方法与技术等）上吐故纳新，实现了基础学科与专业学科紧密衔接，主干课程与相关课程合理配置的目标。编写过程注重突出中医药院校特色，适当融入中医药文化及知识，满足21世纪复合型人才培养的需要。

参与教材编写的专家以科学严谨的治学精神和认真负责的工作态度，以建设有特色的、教师易用、学生易学、教学互动、真正引领教学实践和改革的精品教材为目标，严把编写各个环节，确保教材建设质量。

三、坚持“三基、五性、三特定”的原则，与行业法规标准、执业标准有机结合

本轮教材修订编写将培养高等中医药院校应用型、复合型药学类专业人才必需的基本知识、基本理论、基本技能作为教材建设的主体框架，将体现教材的思想性、科学性、先进性、启发性、适用性作为教材建设灵魂，在教材内容上设立“要点导航”“重点小结”模块对其加以明确；使“三基、五性、三特定”有机融合，相互渗透，贯穿教材编写始终。并且，设立“知识拓展”“药师考点”等模块，与《国家执业药师资格考试考试大纲》和新版《药品生产质量管理规范》（GMP）、《药品经营管理质量规范》（GSP）紧密衔接，避免理论与实践脱节，教学与实际工作脱节。

四、创新教材呈现形式，书网融合，使教与学更便捷、更轻松

本轮教材全部为书网融合教材，即纸质教材与数字教材、配套教学资源、题库系统、数字化教学服务有机融合。通过“一书一码”的强关联，为读者提供全免费增值服务。按教材封底的提示激活教材后，读者可通过PC、手机阅读电子教材和配套课程资源，并可在线进行同步练习，实时反馈答案和解析。同时，读者也可以直接扫描书中二维码，阅读与教材内容关联的课程资源（“扫码学一学”，轻松学习PPT课件；“扫码练一练”，随时做题检测学习效果），从而丰富学习体验，使学习更便捷。教师可通过PC在线创建课程，与学生互动，开展在线课程内容定制、布置和批改作业、在线组织考试、讨论与答疑等教学活动，学生通过PC、手机均可实现在线作业、在线考试，提升学习效率，使教与学更轻松。此外，平台尚有数据分析、教学诊断等功能，可为教学研究与管理提供技术和数据支撑。

本套教材的修订编写得到了教育部、国家药品监督管理局相关领导、专家的大力支持和指导；得到了全国高等医药院校、部分医药企业、科研机构专家和教师的支持和积极参与，谨此，表示衷心的感谢！希望以教材建设为核心，为高等医药院校搭建长期的教学交流平台，对医药人才培养和教育教学改革产生积极的推动作用。同时精品教材的建设工作漫长而艰巨，希望各院校师生在教学过程中，及时提出宝贵的意见和建议，以便不断修订完善，更好地为药学教育事业发展和保障人民用药安全有效服务！

中国医药科技出版社

2018年6月

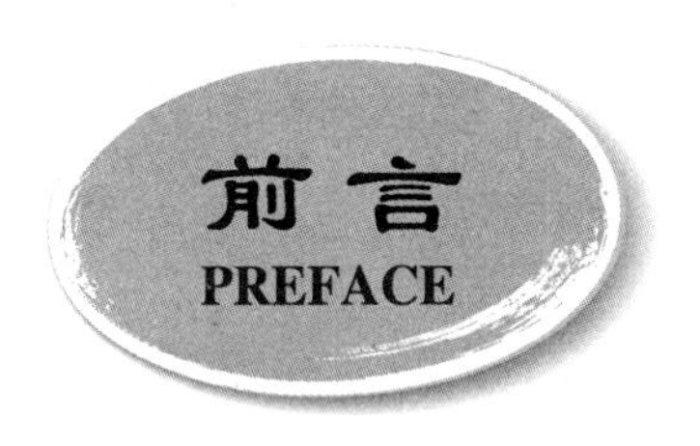

前言 PREFACE

全国高等中医药院校药学类专业“十二五”规划教材《中药资源学》，自2014年8月出版以来，已经过四年的教学实践，使用效果受到同行们的广泛肯定，为进一步深入贯彻落实国家教育部药学高等教育教学改革精神，适应新形势下高素质创新型、应用型人才培养要求，推动信息技术与教材的深层次融合，本教材在保留上版教材体系框架与结构的基础上，对部分内容进行了适当的调整和修改。以信息化教学需求为导向，增加数字化内容形式——书网互动，修订后的教材具有以下特色。

1. 内容上吐故纳新，与时俱进　紧密对接《中国药典》（2015年版）及国家执业药师资格考试要求，结合全国第四次中药资源普查的正式实施，及时更新相关中医药法律法规所涉及的内容。同时在细节上对全书的术语符号，有效数字等进行进一步规范和统一，充分注重教材的严谨性，对少量内容进行调整、修改和补充。

2. 形式上传承创新，书网融合　充分利用现代信息技术网络技术的优势，通过平台各种资源，如PPT课件、图片、题库等素材，提供完整的动态的教学支撑。增加了书网融合内容，以书网互动二维码方式体现，修订了各章PPT，修订并扩展了题库，增加了各地道地药材的图片。

修订后的《中药资源学》包含纸质教材和融合教材两部分，具体修订分工为：第一章由巢建国组织，巢建国、周博、侯芳洁老师编写；第二章由董诚明组织，白吉庆、赵云生老师编写；第三章由董诚明组织，龙庆德、何先元、杨成梓、森林、彭华胜老师编写；第四章由裴瑾组织，严辉、杨全、李颖老师编写；第五章由周日宝组织，马云桐、周日宝老师编写；第六章由周日宝组织，田建平、许亮老师编写；第七章由可燕组织，贺丹霞、田建平、江维克老师编写；第八章由可燕组织，马毅、可燕、刘小莉、张春椿老师编写，李勇老师参加了部分文字稿的修订工作；各地主要道地药材的图片及各章的数字化资源由各编委老师负责提供。全书修订后，由孙亚昕老师统稿，杨成梓、江维克教授对融合教材进行审核，巢建国、裴瑾教授对纸质教材进行审核并最终定稿。

为使本教材更趋科学、完善和实用，成为一本具有特色的教材，编委会成员全部来自于一线教学岗位，在教学编写过程中各自奉献了宝贵的教学经验和丰富的积累资料，紧密协作，精益求精，为此付出了辛勤的劳动，在此向他们表示深深地敬意和衷心的感谢！

由于编者水平有限，加之时间仓促，书中设计形式和相关内容难免存在不足或谬误，恳请各位同仁和广大读者多提宝贵意见，以便再次修订时修改提高。

编　者

2018年6月

目录
CONTENTS

第一章 绪 论

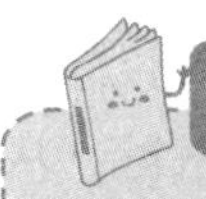

要点导航

1. **掌握** 中药资源学的性质和任务。
2. **熟悉** 中药资源的范畴、特点和地位。
3. **了解** 中药资源学的形成与发展。

资源（resources）指一切可被人类开发利用的物质、能量和信息的总称，是人类生存发展的基础，包括自然资源和社会资源两大类：前者如土地、生物、矿藏、阳光、空气、水等；后者如人力资源、信息资源以及经过劳动创造的各种物质财富。

中药资源（Chinese medicinal material resources）是自然资源的组成部分，是中医药宝库中的瑰宝，是发展中医药事业的重要物质基础。20世纪以来，中药资源的现状令人担忧。一方面，由于人口的剧增、经济和社会的发展，人类对中药资源的需求快速增长；另一方面，由于气候变化、环境污染、生态恶化以及对动、植物的过度采捕、生物生存栖息地的破坏等，造成中药资源不断萎缩。目前，利用资源与保护资源之间的矛盾日益突出，如何解决这一矛盾，是中药资源学面临的重要任务。

扫码“学一学”

第一节 中药资源及其特点和地位

一、中药资源的概念及范畴

中药资源通常是指在一定空间范围内可供中医药使用的生物资源和非生物资源的总称，包括植物药资源、动物药资源和矿物药资源。此外，由于一些自然资源的稀缺，利用现代生物或化学等技术所形成的替代性人工中药原料，有时也列入中药资源的范畴，如人工牛黄、人工冰片、人工麝香等。广义的中药资源除传统的中药资源外，还包含民间药资源及民族药资源，这些资源的生产和贸易信息、知识和技术成果等社会资源也属于广义中药资源的范畴。

二、中药资源的特点

1. 可再生性 中药资源由药用植物、药用动物和药用矿物组成。据第三次全国中药资源普查统计，中国中药资源总数为12807种，其中药用植物11146种，药用动物1581种，两者统称为药用生物，占中药资源的99%以上，这些药用生物都具有自然更新和可人为扩繁的特性，属于再生性自然资源；而矿物药仅80种，在中药资源中仅占不到1%，属于非再生性自然资源。由此可见，中药资源的主体是可再生资源。我们有必要合理掌握资源再

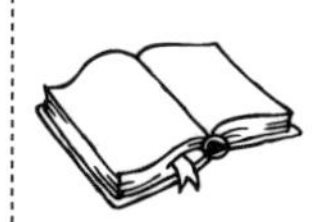

生的特点，保护资源不断更新的能力，同时使资源的开发利用与资源的再生、增殖、换代、补偿能力相适应，从而保障中药资源的持续发展。目前采用的引种栽培、人工抚育和养殖等方法就是利用其可再生性来扩大中药资源的数量。

2. 可解体性 尽管占中药资源99%以上的药用生物资源具有再生能力，但这种再生增殖是有条件的，也是有限的。中药资源的再生能力受人类对自然资源的开发利用和自然灾害等因素的影响，当这种影响超出物种的承受能力时，将直接影响生物种群繁育后代的能力，导致种群个体数量的减少，当种群个体数量减少到一定程度时，就有灭绝的危险，从而导致这些药用生物种类的解体，这一特性称为中药资源的可解体性（降解性）。药用生物的解体就是灭绝，这一种质资源就不可能再生。据统计，全世界药用植物种类中有20%正处于濒危状态，野山参目前只在长白山等深山老林中残存；东北虎等多种药用动物种群濒危状况十分严重；虎骨、犀角等中药材已被国家明令禁止使用。

3. 有限性 中药资源的规模和容量有一定限度，在一定的时期和地域，中药资源的种类和每一种类的蕴藏量都是有限的，人类对其认识与利用的能力也是有限的。如果资源的开发利用超过其更新能力，就会导致资源的危机甚至枯竭。若能积极保护，合理有序地进行开发利用，那么有限的资源就可以得到良性循环，实现可持续发展；反之，不加保护，滥用资源，则资源必将走向枯竭。

4. 动态性 中药资源绝大部分都是生物资源，生物资源具有生长发育的动态变化，因此中药资源具有动态性特点，既包括宏观的种群更新、群落更新等，也包括动、植物资源体内生理代谢和活性物质的动态变化。

5. 地域性 中药资源与其所分布的自然环境条件存在密切关联，中药资源的种类以及他们的数量和质量均受到地域自然条件的制约。中药资源受环境的影响，其空间分布具有不均衡性。在不同的气候、地形、地貌和土壤条件下，分布着与之适应的药用生物资源种类。地质、地形、气候及人类干预等多种因素的不同组合使中药资源分布呈现出区域性特征，形成各种药用生物生长的最适宜区与适宜区，形成了具有优良品质的道地药材。“道地药材”就是各地区特有优质中药资源种类的代表，也是中药资源地域性的鲜明例证。了解中药资源分布的地域性特点，对于做好中药区划、合理安排生产至关重要。

6. 多用性 中药资源的多用性表现在多功能、多用途、多效益等方面。由于中药资源种类繁多，新陈代谢产物多种多样，不同中药资源有不同的用途，同一资源可能具有几种不同的功能或用途，许多中药资源除药用外，还可用作保健品、食品、化妆品、调味品、生物农药等多种用途，可开发和加工成不同形式的商品。中药资源的开发也是多层次的，可以是中药原材料开发、有效部位的提取，也可以是活性单体的分离以及化合物结构的改造和修饰等。另外，中药资源往往同时具有经济、生态和社会价值。因此，对中药资源的多目标、多层次、多方位、多部位的综合开发，将是中药资源合理利用的一个重要方向。

三、中药资源的地位和作用

1. 中药资源是保障人类健康的重要物质基础 中药资源是人类预防疾病、保障健康的重要物质基础，是人类赖以生存的自然资源，在保持社会稳定繁荣方面也具有重要作用。勤劳智慧的中华民族在对中药资源的长期开发利用中，形成了独特的理论和技术体系，不仅为中华民族的世代繁衍及其五千年的文明保驾护航，而且在全球国际化的今天已经成为

中国对外交流的资源平台和知识平台。伴随着“返璞归真，回归自然”观念的发展，天然食品和植物药受到世界各国人民的青睐，丰富的中药资源和以养生健身为核心的中医药理论，已吸引了全世界人民的目光，中药资源已在推动中国国际交流中展示出了不可小觑的力量。

2. 中药资源对中医药及相关产业的发展具有决定性的作用 中药资源作为中药、保健食品、化妆品、香料、生物农药以及部分化学药物生产的原料或添加剂，是相关产业的源头，其资源蕴藏量和质量对多种产业的发展都具有重要影响。作为中药产业的主要生产资料，中药资源直接关系到中药生产和销售的正常运作。目前，中药资源存在较多的问题，严重制约着中医药及相关行业的发展，影响着中药现代化和国际化进程。由于对中药资源保护和可持续利用认识不足，中药资源被过度开发，加之生境的破坏，野生药用动、植物资源的蕴藏量已严重下降甚至趋于枯竭。随着中药现代化和国际化的发展，中药材的社会需求量将越来越大，中药资源的危机将会日趋严重，中医药产业的可持续发展将会面临中药资源危机的严峻挑战。由此可见，中药资源的蕴藏量及其可持续利用，是保障中药资源的供应以及中药和相关产业稳定健康发展的物质基础和前提条件，对中医药产业的发展具有决定性的作用。

3. 中药资源是实现生态、经济和社会效益协调发展的根本保障 从生物多样性保护和生态环境保护两方面来看，中药资源作为地球生态系统的一部分，对人类的生存条件、生活环境和生产活动具有积极、有益的生态作用。中国生物多样性极其丰富，其中占中药资源绝大多数的药用植物资源，不仅是森林、草原、湿地等生态系统的重要组成部分，而且其中相当一部分是脆弱的生态环境所需要的重要先锋植物和环境保护植物，比如具有固沙作用的甘草、麻黄、沙棘、梭梭等。中药资源中药用动物资源影响着生物圈的平衡，是生物链中的重要组成部分，任何一个环节的缺失或中断，都有可能打破生态系统固有的平衡，造成不可弥补的损失。由此可见，药用植物资源和药用动物资源共同影响着生态系统的生物多样性及其平衡和稳定，它们在生物系统中发挥着不可替代的生态价值。人类在开发利用时，必须注重维护生态平衡，在保持其良好的生态价值的条件下，力求获得较大的经济价值。中药资源及濒危生物物种和生态环境的保护，有利于生物的多样性和人类生存环境的改善，从而最终实现中药资源的生态、经济和社会效益的统一。

第二节 中药资源学的性质和任务

扫码“学一学”

一、中药资源学的内涵

资源科学（science of resources）是以资源及其管理为对象，研究资源的形成、演化、数量、质量、时空分布、开发利用和保护管理的学科。一方面研究资源的基本属性，另一方面研究人类活动和行为对资源的影响，即研究人与资源在社会生产力发展过程中彼此矛盾统一的过程、表现形式和规律。中药资源学（resource science of traditional Chinese medicine）是指以中药资源及其管理为研究对象，探究中药资源的形成、种类构成、时空分布、数量、质量、开发、保护、更新、可持续利用和管理的科学。

中药资源学是在自然资源学、中药学、生物学、生态学、植物学、农学、地理学、经

济学和管理学等传统学科的理论和方法基础上，融汇生物技术、计算机技术和信息技术等而形成的新兴综合性边缘学科。中国丰富的中药资源和悠久深厚的中医药传统文化，为中药资源学的建立和发展奠定了物质与知识基础。中药资源学不仅在保障人类健康方面具有其他学科不可替代的作用，在国民经济的发展中也占重要地位。它在规划和发展中药及其相关产业，保障临床用药，有效保护和利用中药资源，扩大和寻找中药新资源，开发中药新品种和新产品，更好地为人类医疗保健事业服务等方面具有十分重要的意义。

二、中药资源学的研究目标

中药资源是国家的战略资源，是中医药事业发展的物质基础，是中药产业链的源头和核心，也是提高中药资源利用效率，实现经济效益、社会效益、生态效益协调发展的根本保障。中药资源学主要的研究目标有以下四个方面：①明确中药资源的构成及时空动态变化规律；②实时监控中药资源现状，规划、预测中药资源开发利用前景；③实现中药资源的可持续利用；④实现中药资源的经济、社会、生态效益协调发展。

中药资源学的研究目标是在谋取更多更好的中药材原料、解决中药材的数量和质量问题、满足人民卫生事业发展需求的同时，大力提高中药资源利用效率，努力开创新资源寻找途径，实现中药资源的可持续利用与发展，发展循环经济，促进资源节约型社会的发展。

三、中药资源学的研究内容

近年来随着人口的迅猛增长和生态环境的恶化，以生物资源为主要来源的中药资源危机日益严重，濒危药用生物种群不断增加，中医药事业处在前所未有的资源危机和需求迅猛增长的两难境地。为实现中药资源的经济、社会、生态效益协调发展，中药资源学的研究内容有以下几个方面（图 1-1）。

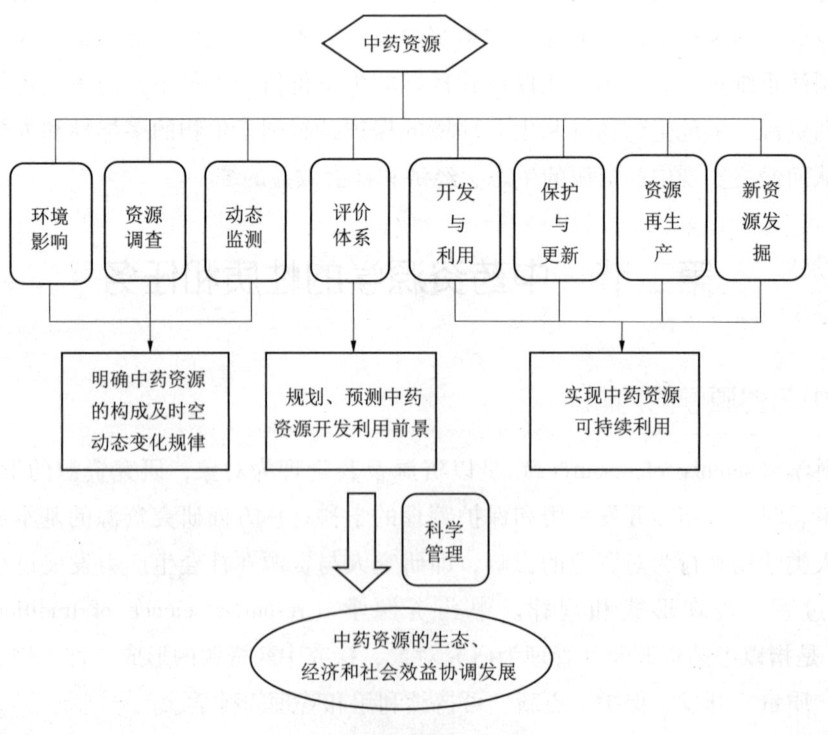

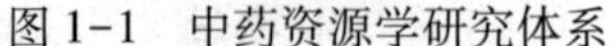
图 1-1　中药资源学研究体系

1. 环境对中药资源的影响研究　自然环境和社会环境都会对中药资源产生影响。自然环境的影响包括气候、土壤及生物等因素，社会环境的影响有政策、法规及经济因素等。20世纪80年代以来，中国相继制定了一系列的法律法规，目的在于保护自然资源和生态环境，逐步改善由于人为破坏而造成的恶劣生态环境和自然资源短缺现象，使自然环境能够得到有效恢复，实现可持续发展。中药资源属于自然资源的一部分，自然环境和自然资源得到保护，有利于促进中药资源的可持续利用。

2. 中药资源的调查与动态监测　中药资源作为一种再生性资源，具有生长周期长、分布区域广、动态性强等特点，其蕴藏量极易受自然和人为因素的影响。中国先后进行了三次全国性的中药资源调查工作，基本掌握了药用动、植物资源的种类及分布情况，2011年启动的第四次全国中药资源普查（试点）工作，将有助于全面掌握中国中药资源现状，提出中药资源管理、保护及开发利用的总体规划，建立中药资源动态监测机制。

3. 中药资源评价研究　中药资源评价是基于一定的科学理论、技术和方法，对特定区域内中药资源的数量、质量、效益等方面进行分析与评估，为资源开发、利用和保护及其科学管理提供科学依据。正确理解中药资源数量、质量、效益的内涵和外延，综合分析中药资源数量、质量、效益的特征，了解中药资源形成的过程及其影响因素，建立中药资源科学评价体系，对于全面、准确地反映资源现状，制定科学的保护与利用规划，确保中药资源可持续发展具有重要的意义。

4. 中药资源综合开发及新资源的发掘研究　中药资源综合开发研究包括药用生物不同器官、不同部位的药用功能研究，药用以外的综合应用研究及药渣等废弃物的综合利用研究，如食用、保健、化工、饲料以及花卉、绿化等。为增加中药资源的利用度，在综合开发中药资源的同时，还需深入发掘中药新资源。中药新资源的发掘是未被开发利用的中药资源的分布、生长规律以及确实的药用功能与主治疾病的研究。不同器官、不同部位的药用功能研究也属于中药新资源的发掘。

5. 中药资源保护、更新和可持续利用研究　随着社会经济文化发展水平和人们生活水平的不断提高，中药资源的保护、更新和可持续利用的重要性显得尤为突出。目前中药资源一方面被大量破坏和浪费，一方面又严重不足。适时、适度、适量地开发利用中药资源，实现中药资源的保护、更新和可持续利用是当务之急。中药资源保护是国家和社会为确保中药资源的合理开发和可持续利用而采取的各种保护行动的总称。绝大多数中药资源属可更新资源，以天然更新和人工更新的方式保障中药资源的可持续利用。中药规范化生产也是保障中药资源可持续利用的重要方式之一，对保证中药材质量、促进中药标准化、现代化和国际化具有重要意义。

6. 中药资源的科学管理　中药资源管理是指为了合理、科学地开发利用和保护中药资源所采取的行政、经济、法律手段和技术方法，包括中药资源的相关政策法规、相关的知识产权、信息和数字化管理、危机预警系统等。利用信息学、统计学和计算机技术等相关学科的理论和技术，实现中药资源的科学管理和辅助决策，在中药资源学研究中的地位越来越重要。中药资源管理者除了应具备中药学基础外，还应掌握和运用管理学、经济学、政策学等学科的基本原理，针对中药资源及其产品的生产、开发、保护、加工、流通等各领域实施科学管理。由于中药资源管理是一个受国家经济管理体制制约的工作，在管理过程中必须与中国的社会实际情况相适应。

扫码“学一学”

第三节　中药资源学的形成与发展

一、中药资源学科的形成

中药资源是自然资源的一部分。人类通过漫长的生活和生产实践，发现并积累了利用植物、动物和矿物防病治病的知识，并逐渐形成体系，著成多部本草著作。中国发掘利用中药资源历史悠久，源远流长。中医药有正式的文字记载，可追溯到三四千年以前，“神农尝百草，一日而遇七十毒”，是中药资源利用的萌芽时期。在数千年的漫长发展中，中药资源的发现、发掘及保护利用，虽然进展较为缓慢，但从未停止。现存的多种中药资源文献以及相关知识和经验积累，都是前人为我们留下的宝贵遗产。

据考证，早在7000多年前的新石器时代，我们的祖先便开始在利用自然资源的同时，有意识地栽培植物和饲养动物，并逐步积累保护和利用资源的经验和教训。中国古代劳动人民在长期的生活和生产实践中，发现了许多能消除或减轻疾病痛苦的药物，逐步形成了对药物的感性和理性认识。早在3000年前的《诗经》和《尔雅》中，就有药用植物的记载。古代具有代表性的药物著作（本草）主要有：《神农本草经》（公元1世纪到2世纪），收载药物365种，该书总结了中国汉朝以前的医药经验，是中国现存的第一部记载药物的专著，为后人用药及编写本草著作奠定了基础。明朝李时珍的《本草纲目》，记载药物1892种。该书全面总结了16世纪以前中国认、采、种、制、用药的经验，不仅大大促进了中国医药事业的发展，出版后被翻译成多种文字，也促进了世界各国药物学的发展，至今仍不失参考价值。清代赵学敏的《本草纲目拾遗》收载药物921种，补充记载了716种《本草纲目》中未曾记载的药用植物。清代吴其浚（濬）的《植物名实图考》和《植物名实图考长编》共收载植物2552种。综上所述，中国悠久的中医药历史文化，为中药资源学的形成和发展奠定了坚实的理论和实践基础。

中药资源学的形成，除了得益于中国丰富的自然资源和悠久的文化遗产（本草学）外，更重要的是随着中国科学技术和社会的发展以及近年来组织的多次大规模的中药资源调查，中药资源的研究有了很大的进步，并取得了一系列重要成果，如出版了《中国药用植物图鉴》《中国药用植物志》《中华本草》等涉及中药资源方面的重要专著。此外，还出版了不少药用植物类群、资源学专著和地区性药用植物志，如《中国药用真菌》《中国药用孢子植物》《中国民族药志》等。在此基础上，20世纪80年代，中国药材公司主持第三次全国中药资源普查，出版了《中国中药资源》和《中国中药资源志要》等系列专著，标志着中药资源学科的形成。

1987年8月，国家教委正式批准在部分高等院校试办中药资源学专业。1993年由周荣汉主编出版了第一部《中药资源学》。此后，与中药资源相关的多部书籍相继出版，主要有陈士林主编的《中药资源可持续利用导论》、万德光等主编的《中药资源学专论》、段金廒和周荣汉主编的《中药资源学》以及王文全主编的《中药资源学》等著作及教材。经过二十多年的发展，中国中药资源学的学科体系已基本形成，中药资源学的教学和科研工作已经步入正轨并逐步得到完善与发展。

二、中药资源学的研究现状与展望

（一）中药资源学的研究现状

1. 中药资源的调查研究 中药资源调查不仅是摸清家底，也有利于中药产业的发展。中国曾于1960年、1969年和1983年，先后进行了三次大规模的全国性中药资源调查。特别是第三次中药资源普查，规模最大，历时最长，并对常用中药资源的储量以及全国主要栽培中药材的产区及其产量进行了调查，取得了丰硕成果。但对于药用原植物、动物和矿物的自然发生和发展动态规律掌握不准，具体蕴藏量不是十分明确，有必要进行进一步的调查和动态监测。2011年起，中国开始进行第四次全国中药资源普查（试点）工作，开展中药资源调查并进行中药资源的动态监测研究，2018年全面启动，现代科学技术的发展为中药资源调查方法的改进和提高提供了技术支撑，将“3S”技术、计算机数据库和网络技术、现代仪器分析技术、群落学、统计学等多学科技术组合到中药资源调查中，极大地丰富了调查内容，使中药资源调查更加科学化、准确化。

2. 中药资源区划与产地适宜性分析 中药资源区划以全国中药资源与药材生产地域系统为研究对象，从分析影响中药资源分布及开发利用的自然条件与社会条件入手，突出区划的地域性、综合性、宏观性三大特征，综合考虑相关因素，划分不同级别的中药资源合理开发利用、保护抚育与生产区域。将生态背景系统、气象系统、数值分类、模糊数学和灰色系统等新兴理论与定量科学广泛应用于中药资源区划领域。利用群落分类、卫星遥感、计算机等高新技术，开展野生重点中药资源及生产区域化的调查与研究；应用建立在聚类分析、模糊数学基础上的数值区划方法和“3S”技术、生物技术和仪器分析技术等，为中药区划与产地适宜性分析提供科学的研究方法，同时指导生物多样性保护、生态环境建设、中药材GAP生产基地建设及中药资源可持续利用研究工作的顺利开展。

3. 中药资源的野生抚育和可持续利用研究 野生抚育是一种新兴的中药资源生态产业模式，目前主要进行抚育基地选址、优良品种选育、种群密度优化、数据模型产量预测及采收期确定等方面的生理生态学研究；以药用植物资源储量、可采收量，产品质量与种质、产地、气候、土壤、地理地貌等的关系，资源合理采收期及可持续采集方法等为研究内容的资源学研究；对野生药用植物生活史、繁殖特性、种群更新机制、收获器官生长发育规律等进行生物学研究。

4. 中药新资源的开发研究 中药新资源的开发可以分为两个方面：一是从现有中药资源中，特别是药用生物资源或未被开发的生物资源中，寻找具有新的药用价值的活性物质，开发为新的药用资源；二是利用现代科学技术人工培育具有药用价值的新物质，替代现有中药资源，满足社会需求。

近几十年来，利用现有生物资源开发药用资源的研究工作十分活跃，并取得了一批研究成果。例如从萝芙木属植物中寻找到了生产利血平的国产资源，从黄花蒿中发现了青蒿素等。在现有中药资源中发现新的药用器官的实例也很多。例如枸杞茎叶具有良好的降血糖作用，红豆杉叶中发现了紫杉醇的前体化合物等。利用现代科学技术人工培育具有药用价值的新物质方面，将珍稀濒危药用生物资源替代品的开发作为研究重点，目前开发较为成功的有：人工麝香合成技术、人工牛黄合成技术、虫草菌丝粉生产技术等。

5. 中药资源的综合利用研究 为解决中药资源需求日益增加与资源相对短缺之间的矛

盾，必须对现有资源进行综合开发利用，要最大程度地节约和利用现有资源，中药资源的利用是多方面、多层次的，应以药物开发为中心并辐射其他多种产品的开发，如保健品、植物农药、兽药、化妆品、调味品、色素、甜味剂、香精香料等。通过多方位、深层次的综合利用，促进中药资源的可持续发展。

6. 中药资源的保护和管理 中药资源的有效保护和科学管理是实现中药资源可持续发展的基本保障。中国政府在中药资源的保护和管理方面做了大量工作，保护中药资源及与其密切相关的自然生态环境和生态系统，促进中药资源数量的增加、质量的稳定和物种繁衍，维持中药资源在生物多样性与生态环境中的平衡，通过调查和资源监控，依据国际上通用标准，结合中国中药资源濒危程度，编制中药资源保护名录，确定保护对象。考察评价各级各类自然保护区、植物园区，保护中药资源的成果和经验，加强中药种质资源保护的研究；重点系统地调查濒危中药资源现状、濒危原因与发展趋势，编制濒危中药名录。出台相关的法律文件和规定，用于保护药用生物资源和环境。

（二）中药资源学的研究展望

1. 中药资源可持续发展研究 中药资源可持续发展关系到中药大产业的生存和发展，建立中药资源可持续发展技术和管理体系具有重要的现实和战略意义。中药资源可持续发展技术体系，可以分为现有资源的保护、野生资源可持续利用和资源的人工定向培育三个方面。要实现野生资源的可持续利用，首先要做好资源和环境的保护工作，在此基础上，处理好保护和利用的关系。保证资源可持续发展的野生抚育技术是野生资源可持续利用的核心研究内容。开展野生中药资源转家种（家养）和中药材规范化生产技术研究，是中药资源人工定向培育的主要研究方向。

2. 中药资源评价技术和方法的研究 中药资源的评价是中药资源可持续利用的基础，是中药资源研究的难点问题。中药资源评价可以分为定量和定性评价两类，其内容涉及多个方面，资源的可利用量、资源的质量、资源的生态价值等。多指标化学成分评价、生物学评价等多种新的评价方法正在研究和探索之中。开展中药资源评价技术和方法的研究，将是中药资源研究的一项重要和长期任务。

3. 利用边缘学科进行中药资源研究 利用现代信息等技术，建立中药资源的调查、动态监测和预警系统，随时掌握中药资源数量的动态变化，对实现中药资源的宏观、动态、科学管理具有十分重要的意义。将计算机数据库和网络技术、遥感和地理信息系统技术以及全球定位系统应用于中药资源调查和资源动态监测的研究工作，已经取得了初步成果并逐步得到推广应用。计算机技术、“3S”技术及其相关学科技术在中药资源调查、监测和管理方面的应用研究，必将会给中药资源科学管理和决策带来质的飞越。

4. 民族医药资源开发研究 据初步统计，中国有47个少数民族拥有具民族特色的药物资源，民族药资源有5000余种，但民族医药资源学研究基础较薄弱，药材基源混乱，同物异名、同名异物的现象普遍存在，给民族医药资源的规范化带来了很大困难。民族药物资源的研究工作多数处于对药物资源和种类的初步调查、归纳和总结阶段，民族医药资源的质量标准的制定还有待进一步完善。民族药资源具有巨大的开发潜力，不仅关系到民族医药学的发展，而且对于丰富中药资源宝库，提高中药资源综合利用水平，实现中药资源的可持续利用都有重要意义。

5. 天然药物的开发研究 植物药和天然药物的开发，越来越受到国内外医药界的重视。

据统计，目前临床使用的化学药物50%以上直接或间接来源于天然产物，表明天然产物在药物研究中的重要地位。中国传统医药学中大量的信息和经验，为利用中药资源进行天然药物开发奠定了坚实的基础。中国有药用植物1万余种，其中绝大多数种类还没有进行过系统的化学和药理研究，具有巨大的发展潜力。

三、中药资源学与相关学科的关系

中药资源学属于一门综合性学科，既有其系统的理论和技术体系，又与多种社会学科和自然学科相联系。生物学科、化学学科、地理学科、生态学科、数学学科、农学学科、信息学科、医药学科以及管理学科等对中药资源学科理论和技术的形成与发展产生了重要的影响，这些学科对中药资源学科的未来发展也必将产生重要的作用。与中药资源学联系较紧密的学科主要有以下几类。

1. 植物生态学和植物生理学 生态环境对生物的分布和生长发育都具有重要的作用，对中药材的质量也具有重要的影响。生物的生长发育以及体内活性成分的形成和积累过程，直接受其生理活动的制约，调控其生理活动对中药材质量具有重要影响。中药资源的调查研究和优质中药材生产都需要植物生态学和植物生理学知识与技能。

2. 植物学和动物学 植物学和动物学是中药资源调查研究的基础。中药资源种类的鉴别和动植物群落的研究，都需要运用动、植物分类学以及生物群落的调查研究方法。

3. 中药化学及其他化学学科 中药材质量优劣的评定，虽有多种方法、多个途径，但药用活性成分及其含量的分析测定是最为直接和重要的手段，需要多种化学知识和技能才能完成这项工作。此外，人工麝香和人工牛黄等资源的化学合成，均需中药化学及其他相关化学学科的知识和技能。

4. 中药鉴定学 中药鉴定学为中药资源质量评价提供了良好的技术支持。中药材真、伪、优、劣的鉴定，都离不开中药鉴定学的知识和技能。

5. 药用植物栽培学和药用动物饲养学 野生资源保护的重要途径就是进行人工种植或养殖，只有这样，才能从根本上缓解社会需求与资源匮乏之间的矛盾，才能够保护野生资源并实现资源的可持续利用。药用植物栽培学和药用动物饲养学是进行资源人工培育的重要学科。

此外，中药学知识、植物地理学知识及现代生物技术等，与中药资源学的关系也十分密切，中药资源学科的发展同样需要这些学科有关知识的支持。

第四节 中药资源学的学习方法和要求

在学习方法上，应以课堂理论教学、实践和课外相关书籍、期刊和网络文献资料的阅读相结合。通过系统的相关理论、知识和方法的学习结合课外阅读，了解学科的发展动态以及最新研究成果。要善于将其他基础学科的知识与本课程的学习有机结合，做到多学科知识的融会贯通，深刻理解中药资源的理论与技术体系。通过课堂内外和多学科理论与技术的学习，提高自身中医药科学方面的理论水平和生产技能，自觉培养灵活运用中药资源学基本理论和技术解决中药产业发展中相关问题的能力。

通过系统学习，掌握中药资源学科的基本理论和技术，培养既具有深厚理论功底又具

有一定实践技能的复合型人才。在理论上，能够总体把握保证中药资源可持续发展的技术路线和社会基础，了解中药资源与自然和社会环境之间的关系，深刻理解中药材质量形成的机制以及道地药材形成和发展的自然和社会条件。在知识上，要掌握中国中药资源的构成、自然分布和中药区划、常用道地药材的分布格局以及资源开发利用的基本途径。在技术上，要掌握中药材规范化生产的基本环节、中药资源保护的基本措施以及中药资源的调查研究和科学管理的方法。

重点小结

一、基本概念

1. 中药资源　中药资源是指在一定空间范围内可供中医药使用的生物资源和非生物资源的总称，包括植物药资源、动物药资源和矿物药资源。

2. 中药资源学　中药资源学是指以中药资源及其管理为研究对象，探究中药资源的形成、种类构成、时空分布、数量、质量、开发、保护、更新、可持续利用和管理的科学。

二、基本内容

1. 中药资源及其特点和地位　中药资源的概念和范畴；中药资源的特点主要有：可再生性、可解体性、有限性、动态性、地域性和多用性等；中药资源作用和地位主要有：中药资源是保障人类健康的重要物质基础，对中医药及相关产业的发展具有决定性的作用，是实现生态、经济和社会效益协调发展的根本保障。

2. 中药资源学的性质和任务　中药资源学的内涵和研究目标；中药资源学的研究内容主要为：环境对中药资源分布和质量的影响，中国中药资源概况，中药资源的调查和动态监测，中药资源的评价，中药资源的开发利用，中药资源的保护、更新和可持续利用，中药资源的管理等。

扫码“练一练”

3. 中药资源学的形成与发展　中药资源学的形成，除了得益于中国丰富的自然资源和悠久的文化遗产（本草学）外，更重要的是随着中国科学技术和社会的发展以及近年来组织的多次大规模的中药资源调查，中药资源的研究有了很大的进步，并取得了一系列重要成果。中药资源学属于一门综合性学科，既有其系统的理论和技术体系，又与多种社会学科和自然学科相联系。

第二章　中药资源与自然和社会环境

要点导航

1. **掌握**　自然环境对中药资源分布和品质的影响。
2. **熟悉**　社会环境对中药资源的影响。

中药资源除极少数来源于矿物，绝大多数来源于生物界——植物与动物，它们的生存和周围的生活环境密切相关。自然环境中的光照、温度、水、大气、土壤、海拔、地貌等非生物因素以及病菌、昆虫及生物群落等生物因素都会直接或间接地影响药用动植物的生长和发育，从而影响中药资源的分布和质量；人类活动等社会环境也会对中药资源的形成和发展产生重要的影响，同时，这些环境因子之间又是相互联系、相互制约，综合起来对中药资源产生影响，既不能孤立考察某一因子，也不能一视同仁，不分主次。

第一节　自然环境对中药资源的影响

扫码“学一学”

一、自然环境对中药资源形成及分布的影响

（一）光照条件

太阳光能是一切生命活动赖以维持的能量来源，是植物生长发育过程中最重要的生态因子。光对植物的影响主要反映在光质、光照强度和光照时间上。光由不同波长组成，对光合作用影响最大的是红光和蓝紫光。红光促进叶绿素和糖类的合成，蓝紫光促进蛋白质和有机酸的合成，并能影响细胞分化和植物的向性，促进植物的生长和芽的形成，使植物矮化和变粗。光照强度主要影响植物的光合强度、糖类的合成量，也影响植物形态结构的形成、种子的萌发、花芽分化、开花和生长等，由光照强度不同形成的植物生态类型包括阳生植物、阴生植物和耐阴植物三类。光照时间主要影响药用植物花芽分化、开花结实、地下储藏器官的发育、休眠等，根据植物对日照长短的适应可分为长日照、短日照和中日照植物三类。

光照条件的周期变化较稳定，但受海拔高度、地形、坡度、坡向等的影响。从两极到赤道，随着纬度减小而光照强度增加，在赤道全年太阳直射光的射程最短，光照最强。海拔高度越高则光照强度越大，这与大气层厚度和空气密度相对较小有关；坡向在北半球，南坡接受的光照强度大，南半球则相反；夏季光照最强，冬季光照最弱；一天中以中午最强，早晚最弱。

（二）温度条件

温度是植物生命活动过程中一个重要的条件，它通过影响生化反应酶的活性，直接影

响光合作用。每种植物对温度都有最佳的适应范围，即最适点、最低点和最高点，称为温度三基点。在最适温度范围内植物生长发育最好，当超出植物所能忍受的最高、最低温度范围时，植物将会受到伤害，生长发育将会停止。如人参的适宜生长温度是10～34℃，超过这一温度时，叶片将会被灼伤以致枯死；冬虫夏草主要分布在中国青藏高原的亚寒带地区，生长在海拔3000m以上山地阴坡、半阴坡的草甸，灌丛，适宜的地表温度是4～9℃，改变这一环境，冬虫夏草的生长发育将会受到影响。根据对温度的不同要求，常将植物分为耐寒植物、半耐寒植物、喜温植物和耐热植物四类。

温度对植物生长的影响极为复杂。许多药用植物种子的萌发需要低温处理，有的甚至需要高温和低温交替作用才能萌发，如西洋参种子需要高、低温交替处理方能萌发。低温对一年生冬性植物的开花有促进作用（即春化作用），如当归、白芷、牛蒡、菘蓝等都需要经过一段时间低温春化，才能开花结实。在药材生产过程中应注意春化问题，以免造成不必要的损失，如菘蓝秋播或春播太早，当归、白芷秋播过早，均会引起开花结籽，造成根部空心不能药用。

各种器官的生长对温度的要求也不相同。根在地温20℃左右的春秋季节生长迅速，而炎热的夏天较慢；树冠（枝叶）恰好相反，所以温度上升时地上与地下两部分生长的比率扩大；种子的形成大多需要较高温度；而种子萌发所需要的最低温度各异，耐寒的大麦和小麦为1～2℃，喜温的玉米和小米为8～10℃，水稻和棉花为12～14℃，而热带的椰子达30℃。

（三）水分条件

水分是影响植物生长的关键因素。水是植物主要组成成分之一，是生命活动的原料和媒介。水是植物原生质的主要成分，生活细胞必须保持一定的含水量，才能进行各种代谢活动。植物叶肉细胞含水充足时，液泡扩大并对细胞壁产生压力（称为膨压），叶片由于膨压存在而得以伸展挺拔，较好地接受光照与CO_2，保证光合作用的正常进行。植物的含水量直接影响其生长发育，而含水量又直接受外界环境影响：植物的含水量取决于其吸水量与失水量之间的关系，即植物水分平衡。陆生植物主要由根从土壤中吸收水分，根尖的根毛细胞依靠本身的水势与土壤溶液水势间的差值作为吸水动力。

根据植物对水分的需要与适应程度，将植物划分为旱生、中生、湿生和水生等类型。

水是限制植物分布的重要气候因素，包括降水和大气湿度。降水的总量、地区及季节的分配主要取决于海陆分布和地形变化。中国降水量地理分布的一般规律是自东南沿海向西北内陆逐渐递减。根据降水特点，可将中国分为干旱和湿润两部分区域，从大兴安岭起，西南到青藏高原的东南为湿润地区，西北部分则为干旱地区，降水量由南向北逐渐减少，植被群落的分布也呈现出森林、森林草原、草原、荒漠草原、荒漠规律性分布。

（四）土壤条件

土壤是植物赖以生存的物质基础，土壤的质地、结构、酸碱度、肥力水平以及含水量等与植物生长密切相关。其中土壤水分是生物生存和发展的必要条件。如人参在生长时，当土壤相对含水量为80%时，参根增重快，生长健壮，药材产量高、质量好；土壤相对含水量在60%以下时，参根生长缓慢，并有烧须现象发生；土壤过湿（相对含水量100%）则烂根现象严重。又如，适宜细辛生长的土壤相对含水量为40%～50%，砂仁开花要求土壤含水量在22%～25%。

由于各种药用植物的生物学及生态学特性的不同，对土壤质地和结构要求各不相同。土壤肥沃，有机物质含量高，土壤团粒结构好，水分适中，通透性能好的土壤适合大多数根和根茎类药用植物的生长，如黄精、玉竹、独角莲等。土质疏松，砂质含量较多，保水性能较差，有机质含量较少的土壤适宜一些耐贫瘠、耐干旱的植物生长，如沙棘、麻黄、甘草等。而水分较多，通透性较差，甚至淤泥的土壤，则适合某些喜水植物生长，如芡实、泽泻、黑三棱等。

土壤酸碱性对土壤肥力的性质有很大影响。土壤微生物的活动、土壤有机质的分解、土壤营养元素的释放等，都与酸碱性有关。各种植物都有其适宜的酸碱范围，酸性土壤适用于种植肉桂、黄连、槟榔等，碱性土壤适用于种植甘草、枸杞等，而中性土壤则适用于大多数药用植物的生长。有花植物能够生长的 pH 范围在 3～9 之间。在强酸性和强碱性环境中，只能生长一些具有特殊适应结构和功能的酸性土植物或碱性土植物。如甘草和胀果甘草都具有一定的耐盐碱能力，在新疆的南疆地区，甘草仅分布在天山南麓河流两岸的轻度盐碱地上，而塔里木河沿岸的重盐碱地上分布的是更耐盐碱的胀果甘草。

土壤微生物对药用植物的生长也有很大的影响，特别是真菌和细菌的种类、数量及其活动程度，对土壤肥力具有重要的作用。有些药用植物与真菌或细菌会形成一种共生关系，没有与之相适应的这些微生物类群，它们就难以生存。例如，在没有根瘤菌的土地上种植甘草等豆科药用植物，其根部就不能形成固氮根瘤，对大气中氮素的利用就会受到限制。又如，天麻、石斛、猪苓等种子的萌发和植物体的生长，必须依靠某些特殊微生物类群提供营养才能完成。

（五）生物因素

影响中药资源分布的生物因素主要包括种群因素和群落因素。

1. 种群因素对中药资源分布的影响　种群（population）是指一定时间内占据一定空间的同种生物的所有个体。种群中的个体彼此之间能够自由授粉或交配繁殖，能产生有生育能力的后代。种群与环境之间、种群与种群之间以及种群内部个体之间存在着一系列的相互关系。

种群的基本特征是种群空间特征、数量特征、遗传特征。空间特征是组成种群的个体在其生活空间中的位置状态或布局，称为种群的内分布型。种群的内分布型大致可以分为随机型、集群型、均匀型，例如对甘草种群在宁夏盐池高沙窝的水平分布格局调查发现其水平分布格局为集群分布。数量特征是单位面积上的个体数即种群的密度，种群密度受种群出生率、死亡率、迁入率的影响，这些参数又受到种群的年龄结构、性别比率、内分布型和遗传组成的影响。种群具有一定的基因组成，即种群内的个体属于同一个基因库，而与其他物种相区别。

中药资源物种之间相互作用形成种间关系，种间关系基本类型可以分为正相互作用和负相互作用。正相互作用包括偏利作用、中性作用和互利作用；负相互作用则包括竞争、捕食、寄生和偏害作用。两种物种生存在一起，无论表现为哪一种关系类型，在长期的进化过程中，总是表现出相互影响、协同进化。如肉苁蓉主要寄生在藜科植物梭梭的根部。虫草菌是中国青藏高原独有的一种极喜低温、高海拔、寄主专一性强的真菌，冬虫夏草即为虫草菌的菌丝体通过各种方式感染蝙蝠蛾的幼虫，以其体内的有机物质作为营养能量来源进行寄生生活，经过不断生长发育和分化后，最终菌丝体扭结并形成子座伸出寄主外壳，

从而形成的一种特殊的虫菌共生的生物体。

2. 群落因素对中药资源分布的影响 生物群落是特定时间和空间中各种生物种群之间以及它们与环境通过相互作用而有机结合具有一定结构和功能的复合体。群落是一个相对于个体和种群而言更高层次的生物系统。植物群落具有一定的种类组成、外貌和结构，形成一定的群落环境，具有一定的动态特征，每一种群落在空间上有其分布规律。

生物群落的演替，指某一地段上一个群落被另一个群落所取代的过程，是质的变化。影响群落演替的主要因素有以下两种。

（1）外因动态演替 外因动态演替是指由群落以外的因素所引起的演替。有以下五种：①气候性演替，是气候变化而引起的演替，其中，气候的干、湿度变化是主要的演替动力；②土壤性演替，是由于土壤条件向一定方向改变而引起的群落演替；③动物性演替，是由于动物的作用而引起的群落演替，例如原来以禾本科植物为优势的草原，植株较高，种类较多，在经常放牧或过度放牧之后，即变成以细叶莎草为优势成分的低矮草原；④火灾演替，是指由于火灾的发生引起的群落演替；⑤人为因素演替，是指在人为因素干扰之下，引起的群落演替。在所有外因性动态演替中，人类活动对自然界的作用而引起的群落演替，占有特别显著和重要的地位。

（2）内因动态演替 内因动态演替是指群落内部的植物体改变了生态环境而引起的演替。如东北东部山地的阔叶红松林受到破坏之后，林地裸露，光照条件增强，其他生态因子也发生相应变化。这时，原来群落中或附近生长的山杨、桦树等阳性树种，以其结实丰富、种粒小、传播能力强而很快进入迹地，又以其发芽迅速、幼苗生长快、耐日灼、耐霜冻等特性，适应迹地的环境条件而迅速成林，实现定居。杨桦林在其形成过程中，逐步改变了迹地条件而形成中生的群落生境。在这个新的群落生境中，红松种子虽然发芽困难、幼年期生长缓慢，但其幼年期耐荫，适应中生环境，因而，当种源充足时，能够得到良好的更新。相反，在新的群落生境中，杨桦类阳性树种的幼苗由于得不到充足的光照而逐渐枯死，无法更新。随着年龄的增加，红松进入林冠上层与杨桦木争夺营养空间。杨桦木由于不耐荫，寿命较短，逐渐衰退死亡，最终被红松林所更替。

二、自然环境对中药资源品质的影响

中药资源品质是中医药治病的基础，中药材规范化生产建立在对药材品质影响因素深入了解的基础之上。影响中药资源品质的因素包括内因和外因，内因主要指遗传因子，即中药材的品种及动、植物遗传与变异，外因则是动、植物所处的自然环境，包括气候条件、地理条件、土壤和水源等方面。从生物学角度看，药材品质是基因型与环境相互作用的结果。生态型（ecotype）是其生物学实质，生态型指的是一个种在不同的环境里会发生不同的遗传学效应，根据主导影响因子不同，又可分为气候生态型、土壤生态型、生物共栖生态型。

（一）气候与中药资源品质

1. 光照对中药资源品质的影响 光是植物光合作用的主要因素，也是影响各种化学成分在植物体内积累的首要因素，直接影响着中药材体内初生代谢产物和次生代谢产物的积累。阳生植物和阴生植物对于光照的需求不同，因此在引种栽培时需根据植物特性选择适合当地气候条件的作物。以三萜皂苷的合成为例，人参为阴生植物，在20%透光棚下根中

人参皂苷的含量最高，叶片中皂苷含量以在15%透光棚下最高；光强过大时人参皂苷的量反而下降。与之相反，阳生植物对光照的需求较高，光强较大时三萜皂苷的合成较为旺盛，如绞股蓝在相对照度为70%左右时绞股蓝总皂苷含量最高。从影响机制来说，植物体内光反应与电子传递需要光能激发产生，光反应产物是参与初生代谢和次生代谢的必需物质，如在鲨烯生物合成途径中，MVA的形成、MVA磷酸化生产MVAP、SS酶催化FPP缩合成车鲨烯等多个步骤均需要ATP与NADP（H）的参与，因此光照强度影响植物体三萜皂苷生物合成的机制可能与光反应产物有一定关系。

在适宜的光照强度下，延长光照时间有利于提高三萜皂苷的生物合成。以西洋参总皂苷对产地主要气候因子作回归分析，发现日照时数是影响中国西洋参总皂苷生物合成的主要气候因子，日照时数延长有利于西洋参皂苷的积累。对不同产地三七的研究中也得出相似的结果，日照时数高的产区所产三七中皂苷成分较高。

光质对植物活性成分的积累亦有影响，如紫花洋地黄 *Digitalis purpurea* 中的苷积累不仅受光照强度影响，也受光谱中成分的影响，紫外光照射能促进叶中苷的积累。有报道称紫外光照射可促进曼陀罗 *Datura stramonium* 生物碱含量的提高。

2. 温度对中药资源品质的影响　光合作用的暗反应为酶促反应，温度的改变能影响植物体内酶的活性和生活反应速度，从而影响植物的生长发育和有效成分的形成。光合作用有温度三基点（最低、最适和最高温度），因植物种类不同而有很大差异，C4植物的光合最适温度一般在40℃左右，而C3植物在25℃左右。温度过低可导致膜脂相变、叶绿体超微结构破坏以及酶的钝化，从而抑制了植物生长，引起某些代谢中间产物的积累；高温可能会引起膜脂和酶蛋白的热变性，加强光呼吸和暗呼吸。气温的适度升高对多数植物的生长发育及活性成分积累有利。颠茄 *Atropa belladonna*、秋水仙 *Colchicum autumnale*、欧乌头 *Aconitum napellus*、紫花洋地黄和欧薄荷 *Mentha longifolia* 等植物有效成分含量都与年平均温度呈正相关。毒芹 *Cicuta virosa* 在苏格兰并不产生有毒性的毒芹碱，欧乌头的根在寒冷气候条件下栽培可渐变为无毒，而生长在温暖的地中海地区则具有一定毒性。

3. 降水量对中药资源品质的影响　降水量包括降雨量和降雪量，它与环境的湿度和土壤含水量密切相关。虽然植物对水分的吸收和排除有一定的调节作用，但降水量的多少仍然对植物活性成分的形成和积累有一定的影响。在温暖的大陆干旱自然条件下，有利于植物生物碱的积累。例如，欧洲莨菪 *Scopolia carniolicoides* 在高加索含阿托品达1%，而栽培在瑞典的只含0.5%～0.3%；颠茄叶中生物碱在克里米亚可达1.29%，而在列宁格勒为0.6%～0.41%；曼陀罗在萨拉托夫叶中生物碱含量约0.4%，在列宁格勒只含0.28%；罂粟在中亚西亚旱地上栽培能产生数量多、品质好的生物碱。同一地区不同的年份洋地黄叶中苷的积累变化，很大程度上与降水量相关：有研究发现，在植物生长期，洋地黄叶中苷的积累和产量提高的先决条件之一是湿度不能过高。栽培在刚果的香茅在雨季挥发油含量约0.2%，在旱季则含0.3%，但并非所有植物都需要干旱的环境，一些植物如缬草 *Valeriana officinalis* 根和芫荽 *Coriandrum sativum* 果实中的挥发油，白芥 *Sinapis alba* 种子中的脂肪油和白芥子苷都随雨量的增加而增加。干旱的气候条件也会造成野生药材产量的下降，如中国西南地区近两年的干旱造成红花减产超过70%，当归减产90%。

4. 其他间接条件对中药品质的影响　海拔高度和地球纬度主要通过影响光照条件和气温对药用植物产生影响。不同的纬度和海拔高度包含温度、湿度、光照、气压、紫外线辐

射、风速等综合环境资源要素的变化。因海拔高度差异而发生的环境胁迫必然对植物的生长发育产生影响，多数植物会以代谢产物含量和分布部位的变化产生生理补偿效应。如青蒿中的青蒿素含量及产量与海拔高度呈负相关；西洋参中的总糖与还原糖含量随海拔高度的升高而增加，而总皂苷含量在海拔600~850m范围内含量显著下降，在1000m以上含量又显著回升。云南红豆杉 *Taxus yunnanensis* 分布的海拔高度与其林木枝叶紫杉烷的含量高低具高度的相关性。毛叶还阳参 *Crepis capillaris*、绿毛山柳菊 *Hieracium pilosella* 和欧洲猫儿菊 *Hypochaeris radicata* 头状花序中的黄酮类和酚酸类物质含量与生长地海拔高度呈正相关。

温带植物在温和湿润的条件下，产生的脂肪油含较多不饱和脂肪酸，有较高的碘价；在高纬度地区脂肪酸中癸酸、辛酸、正己酸、月桂酸、豆蔻酸几乎找不到。热带植物含生物碱的平均分子量和含挥发油的比重均比温带植物低。酒石酸主要在南方植物的果实中形成，而苹果酸主要在北方植物果实中形成。松脂酸为松柏目树脂中典型的酸，主要形成于北方高纬度的植物或南方的高等植物中。

（二）土壤与中药资源品质

1. 土壤质地对中药资源品质的影响 植物生长所需水分和矿质营养基本都是通过根系从土壤中获得，土壤环境是药材质量形成的基础。由于成土因素和过程不同，使得每种土壤具有自身的质地和理化性质，中国土壤有沙土、沙壤土、中壤、重壤土、黏土等种类，结构复杂。不同土壤类型中结构和理化性质的差异引起土壤中的水、气、热、养分和通透性也不同，这些差异通过影响植物的呼吸作用而影响植物根压的变化，从而直接影响了根系从土壤中吸收水分和矿物质，造成植物药材中化学成分含量的变化。如甘草是钙质土壤的指示植物，据分析，土壤环境对于甘草中甘草酸含量存在影响，在各种土壤环境中生长的野生甘草的甘草酸含量依次为栗钙土>棕钙土>风沙土>盐碱化草甸土>次生盐碱化草甸土>碳酸盐黑钙土；薄荷生长在砂质土壤中，生物碱含量高；金银花最适合的土壤类型是中性或稍偏碱性的砂质土壤，且要求土壤的交换性较好。土壤含水量对药用植物活性成分的积累也有显著影响，栽培在沼泽地的缬草挥发油含量较干地的为少，甚至完全不能形成挥发油。

2. 土壤肥力对中药资源品质的影响 土壤肥力与中药材产量高低、品质优劣密切相关。土壤有机质是土壤肥力的重要组成部分，土壤有机质在土壤中经过一系列的转化亦可分解出作物所需的矿质元素，为作物生长提供养分。土壤中氮元素增加常可提高茄科植物生物碱的积累，氨态的氮肥施用能促进颠茄生物碱的合成，施用碳酸铵可使生物碱积累获得最大效益。对影响杜仲有效成分的主导土壤因子进行筛选，得出杜仲叶中绿原酸含量主要受土壤有机质影响，芦丁含量的主要影响因子是土壤全磷、有机质，槲皮素含量的主导因子主要为有机质、有效磷等，山萘酚含量的最大影响因子为有机质。对药用白菊花活性成分总体影响最大的因子为速效磷和速效钾含量，其次为脲酶、磷酸酶、蔗糖酶活性和有机质含量。

3. 土壤中微量元素对中药资源品质的影响 土壤矿质元素作为植物的“营养库”，对植物的生长发育、产量、初生和次生代谢物质的种类和数量均有很大影响。现已确定碳、氧、氢、氮、磷、钾、钙、镁、硫、铁、锰、硼、锌、铜、钼、氯、镍17种元素为植物的必需元素。它们既是细胞结构物质的组成成分，又可参与调节酶的活动，起电化学作用和渗透调节作用。各种药材的有效成分含量，甚至同一种药材的道地与非道地性均受土壤矿

质元素的控制。每种药材都具有其特征的微量元素，而同种产品因产地不同也存在差异。如不同产地的天麻中铷、锰、钴、锂、钼等元素含量不同，优质天麻中含较高的铷、锰，这与天麻道地药材产区土壤中微量元素分布一致。在当归的栽培过程中，钼、锰、锌、硼对当归均有一定的增产效果，其中钼作用最大，施加钼、锰微肥能提高当归中挥发油、多糖、阿魏酸含量，从而提高药材质量。乌头品质与土壤中磷、铜、铁、锌的含量也具有极其密切的关系。

4. 土壤酸碱性对中药资源品质的影响　土壤酸碱性对土壤的肥力特性有着深刻的影响，每种植物生长都需要一个适宜的酸碱度范围，超出此范围植物生长将受抑制。土壤酸碱度不仅直接影响植物生理活动，还通过微生物的活动、土壤有机质的分解、土壤营养元素的释放等，间接影响植物的生长发育。例如黄连、胖大海、肉桂、人参等适宜于酸性土壤，而甘草、枸杞等则适宜于碱性土壤。益母草中生物碱含量与土壤的pH值呈正相关，产于碱性土壤的北方地区生物碱含量约为产于酸性土壤的南方地区的两倍。木通适宜于偏酸性环境下生长，有利于有效物质的积累。

5. 栽培土壤环境恶化对中药资源品质的影响　药用植物栽培中，存在一个突出问题，即连作障碍。对于多年生或连作药用植物，由于耕作、施肥、灌溉等方式固定不变，会导致土壤理化性质恶化，肥力降低，有毒物质积累，有机质分解缓慢，有益微生物种类和数量减少。因此，土壤环境恶化是药用植物栽培无法回避的问题，不能仅借助常规的轮作倒茬解决。药用植物根际土壤的恶化，通常是由多个因素引起。如养分胁迫对植物造成生理伤害，导致植物生理代谢的异常变化和根系原生质膜透性的增加，从而促进了分泌物的大量分泌，这些根系分泌物的大量增加又可能引起植物自毒作用，同时改变土壤微生物群落结构及土壤pH值，引起土壤理化性质的改变。对人参连作障碍的综合分析发现，土壤病害占35%，线虫占16%，营养缺乏占12%，土壤酸化占7%，土壤物理性状变坏占5%，盐分积累占5%，其他占3%，不明原因占8%。由此可见，药用植物土壤环境恶化通常表现为土壤环境的全面改变，对其治理应采取多种手段的综合治理策略。在生产实践中，应根据药用植物根际土壤环境恶化的具体表现，不但要有针对性地选用土壤环境治理措施，还要考虑到药用植物根际土壤恶化的系统表现，综合利用各种土壤环境治理措施，对土壤环境进行综合治理。同时，针对药用植物的栽培生理学特点，制定合理的种植制度和土壤耕作制度，实施科学的田间管理，如采用客土栽植、秋天深翻、调整播期、合理布局、高温焖晒、嫁接技术，结合间作、套作、立体经营等种植制度，作为克服药用植物栽培种植中土壤环境恶化的长期而重要的措施。

农药残留量和重金属超标是土壤环境污染影响中药材品质的另一重要方面，是影响药材安全性的重要因素，也是影响药材出口的主要制约因素之一。随着工业的快速发展，废水废料的排放，土壤中的重金属逐渐超出土壤的负载能力，引起了土壤重金属含量部分超标，从而间接导致药材重金属含量超标。此外，为片面求取高产量，部分地区大量使用农药，如六六六、DDT、膨大素等，在土壤中长期保留并逐渐被药用植物富集，导致药材农药残留超限。对黔东南州的鸭跖草、何首乌、钩藤、金银花等9种中药材的重金属污染进行分析后得出，不同药材对各重金属元素的富集作用不尽相同，鸭跖草、何首乌和钩藤对土壤中Cd有明显的富集作用，9种药材重金属平均污染指数为：Pb>Cd>As>Hg。对部分川产药材研究后发现重金属污染现象较普遍，不同药材超标程度不尽相同；对贵州中药材

GAP 基地土壤的重金属和农药残留进行调查分析后发现，所检测样品均测出有不同质量比的 Pb、Cd、Cu、Hg、As、六六六，部分检出 DDT，其中还有一个样品超出《土壤环境质量标准》。由此可以看出，土壤中的重金属及农药残留已严重威胁到中药材的安全，必须引起足够的重视，提出可行的解决方案，才能确保中药材的优质、安全。

（三）生物因素与中药资源品质

影响中药资源品质的生物因素包括动物、植物、微生物等以及生物之间的各种关系。生物有机体在其生存环境中甚至其体内都有其他生物的存在，通过长期进化过程，生物之间建立了多种生态关系——营养关系，如寄生、共生、竞争、捕食等；化学相互关系，如生物之间通过挥发性分泌物互相产生影响；机械关系，如附生植物、藤本植物、绞杀植物，动物的共栖等。各种生物之间的关系极为复杂，通常包括互惠、偏利、偏害、中性等类型，主要有食物、捕食者、寄生物和病原微生物。环境（内环境和外环境）生物因子的变化将引起药用动、植物代谢和抗性的变化，从而影响中药资源的品质。

1. 群落环境对药用植物品质的影响 同种药用植物生存的群落环境不同，其体内药效成分的类型、量也不尽相同。落叶松林下刺五加根和茎中的紫丁香苷含量较低；红松林和针阔叶混交林下刺五加整体的紫丁香苷含量相近，但均显著高于落叶松林下的刺五加。红松林下和针阔混交林下更适宜种植以获得紫丁香苷为目的的刺五加种群。根据蛇床 *Cnidium monnieri* 果实中香豆素成分与生境类型的相关性，可将蛇床分为 3 个类型：分布于福建、浙江、江苏等亚热带常绿阔叶林区域的以蛇床子素和线型呋喃香豆素为主要成分的化学型；分布于辽宁、黑龙江、内蒙古等温带针阔叶混交林区域的以角型呋喃香豆素为主要成分的化学型；分布于河南、河北、山西等暖温带落叶阔叶林区域的蛇床子素、线型和角型呋喃香豆素共存的过渡类型。

2. 内生真菌对药用植物品质的影响 植物内生真菌是指在植物体内完成其生活史的部分或全部，生长于植物组织细胞间，分布于根、茎、叶和种子中，但又不引起任何病症的微生物。内生真菌是植物内环境重要的组成部分，与植物长期共进化过程中形成了一种稳定的互利共生关系，具有促进植物生长、增强植物对病虫害的抗性以及其他生物活性，使植物具备了优良的抗逆性和生长特性；尤其是内生真菌能够促进植物次生代谢物的生物合成，在药用植物中的作用显著。药用植物内生真菌具有丰富的生物多样性，在药用植物不同生长期，由于其生理状态及气候条件的变化，影响内生真菌的种群和分布，而这种种群结构的动态变化显著影响药用植物的生长与代谢。

内生真菌能够产生一类可诱导药用植物细胞生物合成次生代谢产物的物质，称之为内生真菌诱导子，属于外源性诱导子。内生真菌诱导子作为一种特定的化学信号，在药用植物与微生物的相互作用中，可以快速、专一和选择性地诱导药用植物代谢过程中特定基因的表达，进而活化特定次生代谢途径，调控药用植物活性成分的生物合成。例如青蒿内生真菌诱导子显著促进青蒿素的合成，处理组青蒿素产量比对照组提高了大约 2 倍。近年来，愈来愈多的研究证明，内生真菌诱导子可作为研究药用植物次生代谢信号识别及其细胞内信息传递的良好实验体系。因此，利用内生真菌诱导子可促进药用植物细胞生物合成和积累次生代谢物，也为研究药用植物次生代谢的调控提供了新手段。目前，利用内生真菌诱导子调控药用植物有效成分合成与积累的报道，几乎涉及天然产物的所有种类，包括生物碱类、萜类、皂苷、黄酮类、多糖、蛋白质及肽类等。如从明党参植株中共分离到 8 属 116

株内生真菌，利用内生真菌诱导子使明党参细胞中多糖的产量提高了38.01%。将内生真菌黑曲霉和米曲霉诱导子分别与黄芩毛状根共培养，结果黄芩苷的产量从7.64%分别增至9.18%和8.81%。利用内生真菌*Rhizoctonia sp* 1诱导子处理茅苍术悬浮培养细胞，苍术素的产量比对照提高了48.3%。

综上所述，影响中药资源品质的自然因素众多。一方面，各个生态因子不是孤立地或恒定地发挥作用，而是彼此相互联系、相互促进、相互制约，环境中任何一个单因子的变化，必将引起其他因子发生不同程度的变化，即对中药资源起作用的是生态环境中各因子的综合作用。另一方面，在各个生态因子中，其中一个或两个因子，在一定条件下，起着主导作用，即该主导因子改变时就会引起所有生态因子的重大改变，而形成另一个生态类型。

在中医药长久的发展历史中，已认识到生态学对药材质量的影响，如道地药材的形成就反映了生态因子对药材质量的影响，是基因型与环境之间相互作用的产物。优良品种遗传基因是形成道地药材的内在因素，而特定的生态环境条件是构成道地药材最重要的外在因素。

由中药资源学与生态学相互融合所产生的中药资源生态学是一门新的交叉学科，它是研究中药资源与所在的自然环境、中药资源与其他生物之间相互关系及人类对中药资源影响的一门学科。在进行中药资源生态学研究时需要注意：首先，中药资源的药效物质基础是中药材中能实现该中药功效和性能的一系列化学成分，因此不同于农作物和经济作物主要追求快繁、高产的生产目的，中药资源的药效学属性，决定了其生产质量与产量并重的特点，甚至对质量的要求超过产量，因此中药资源生态学在研究目的、方法及内容上均与普通生态学有所不同；其次中药材药效质量的物质基础主要是小分子的次生代谢产物，追求质量的特点使其对生态学研究不止关注药材的生长发育，更关注代表着药效属性的次生代谢产物的积累。最后，以种群生态学的研究方法对道地药材的形成进行研究是中药资源学的研究重点和难点。

第二节　社会环境对中药资源的影响

扫码“学一学”

社会环境包括经济环境和社会文化环境等多方面。经济环境是在自然环境的基础上由人类社会形成的一种地理环境，它主要指自然条件和自然资源经人类利用改造后形成的生产力的地域综合体，包括工业、农业、交通和城镇居民点等各种生产力实体的地域配置条件和结构状态。社会文化环境是人类社会本身所构成的一种地理环境，包括人口、社会和国家等方面，也包括民族、民俗、语言、文化等。社会环境的作用，主要体现在资源的利用、保护、恢复和发展等方面，受其社会属性的局限。社会环境对资源的可持续利用具有决定性作用，资源的可持续利用可受到体制、政策、法律、经济、科学技术、文化、道德等多方面的影响。

一、社会环境对中药资源需求的影响

1. 社会发展对中药资源的影响　中药资源是人类防治疾病的物质基础，在一定历史条件和医疗水平下，中药资源的社会需求量会随人口增长而成比例增长。20世纪中叶以前，

人类对中药资源的需求量小于自然界蕴藏量，一度认为中药资源并不稀缺。20世纪中叶以后，人口急剧增长，生活水平不断提高，医疗保健意识不断增强，人均医药需求量也在一定水平范围内增长。人们不仅将中药资源作为疾病治疗的物质材料，还以此为原料开发出保健食品，导致了某些种类中药资源严重的过量消耗。由此可见，随着生活水平的不断提高，人类对中药资源的需求量也在不断增长，人口的快速增长是导致目前中药资源过度利用的重要原因之一。

随着中药工业的发展和世界植物药市场的复苏与天然药物热的兴起，人们对中药资源的开发利用大大加速了，对中药资源的需求量大幅度提高，加剧了对中药资源的消耗，使得中药资源日益成为制约中医药产业和社会经济发展的瓶颈。

2. 科学技术发展对中药资源的影响 科学技术的发展使中药资源的供应和需求发生变化，使中药资源配置状态处在不断的运动之中。科学技术的发展改善了生产要素的质量和效率，为中药资源的高效利用提供了基础条件，不仅改进了药品的生产工艺和生产方式，而且改变了药品的利用形式，使之更适合于人类的使用。早期人类对中药资源的利用方式基本是采后直接利用，经过漫长的知识积累和探索，逐步形成了中药的炮制和加工方法，出现了丸、散、膏、丹等多种利用形式，使中药的加工和利用逐步趋于完善。随着科学技术的不断发展，先进的科学技术和生产工艺不断应用于制药行业，片剂、胶囊、针剂等多种疗效快速、质量稳定、使用便捷的利用形式相继完善，大大地方便了人类用药需求的同时，也增加了中药资源的用量。

科学技术的发展在提高效率的同时，打破了原有的资源配置均衡，加剧了某些中药资源的短缺。例如，甘草化学成分提取方法和工艺的发展，为中医药行业以外的其他行业利用甘草资源开辟了新的途径，除部分用于中成药和西药的生产外，其余多用于食品添加剂、香烟、防腐剂等多个行业中，加速了中药资源的过度消耗。

3. 贸易发展对中药资源的影响 中药资源的早期利用范围主要限于自然资源分布的地区，随着信息化时代的到来，使中药资源让全人类共享，扩大了中药资源的交流地区，出现了中药材贸易的集散地和贸易市场以及商贸集团。目前，经国家有关部门批准建立的中药材交易专业市场有17个，遍布全国各大区域，年交易金额达200亿元以上，推进了中国各地区之间中药资源的交流，为确保中药资源的有序流通提供了保障。随着国际贸易的发展，中国的中药资源不仅供国内医药保健需要，而且大量出口，以药用植物为主的中国传统中药资源产品在国际市场上被越来越多的人了解。近30年来，中国的中药资源产品出口量逐年增长。2013年，中国向世界160多个国家和地区出口中药资源产品首次突破30亿美元。

二、社会环境对中药资源开发的影响

1. 文化发展和交流促进了中药资源开发利用 中药资源的开发利用始终伴随着文化的发展与交流。古代文化的发展使中医中药防病治病的经验得到记载和传播，为中药资源的开发利用积累了丰富的历史资料。最早的本草著作《神农本草经》载药365种，至明代李时珍的《本草纲目》已发展至1892种。中国有56个民族，绝大多数民族都有自己的医药知识体系，随着民族文化的发展，具有民族特色的动、植物药用资源的开发利用不断深入。如被誉为藏药本草的《晶珠本草》，收载藏药2294种，其中约30%主产或特产于青藏高原，

约 1/3 的药物只限于藏医使用。文化的交流，使不同国家和民族之间药用资源开发利用的知识得到传播和融合，扩展了中药资源的应用范围。除了中国各民族之间的交流外，文化的国际交流，也促进了中药资源在世界各国的传播和利用。

2. 科技进步促进了中药资源开发利用　近代科学技术的发展为中药新资源的鉴定奠定了良好的实验基础，植物分类化学等学科的建立，为寻找相同或相近药用成分的代用资源提供了理论基础和研究方法，加快了资源的开发和利用。分析化学、中药化学以及药效学和药理学等学科的发展，加快了新资源的寻找速度，而且使其准确性大大提高，为中药资源的利用增加了应用途径，拓宽了应用领域。

三、社会环境对野生中药资源保护的影响

对于可再生的动、植物药用资源来说，采收量小于再生量时，不会对中药资源构成明显的影响。采收量大于再生量时，对中药资源可造成严重的破坏。主要导致资源破坏的社会因素可以归纳为以下几点。

1. 政策能够制约资源保护和破坏　国家的政策法规对中药资源的破坏和保护具有决定性的作用。导致资源破坏的直接因素是社会需求，政策法规在限制资源的破坏方面具有重要的作用。由于野生资源较丰富，几千年来除少数珍稀种类外，资源没有达到近几十年来的危机程度，因而保护的问题也就没有提到法规的高度。从 20 世纪 50 年代到 80 年代，短短几十年时间就有多种动、植物药用物种资源出现严重危机，中国有 300 多个种类濒临灭绝。中国政府及时制定了一系列法规、细则、通知，并制定了相应的贸易政策，及时遏制了资源的灭绝性破坏，有相当一批濒危种类得到保护，并使部分濒危物种的野生种群逐步得到恢复。

2. 土地过度开发导致野生中药资源的消失　随着经济的发展，用于耕作、城镇建设以及游憩等功能的土地需求量越来越大，大批药用植物生长的土地或生存环境遭到破坏，直接破坏或危及到野生种群的生存和发展。其中土地开发对中药资源的破坏最为严重。放火烧山，砍树为田，都不同程度地使药用植物消失，使药用动物的生存空间缩小。20 世纪后半叶的大规模开荒使一大批宝贵的药用动、植物群落在其繁衍生存的地域永远消失。经过十几年或几十年耕种以后，野生药用植物很难见到。

四、社会环境对中药资源可持续利用的影响

实现中药资源的可持续利用是一项复杂的系统工程，不仅要保护资源，还要进行科学利用，满足人类不断增长的社会需要。由此可见，中药资源可持续利用最重要的任务就是积极调动社会因素中的各种因子，保护药用物种资源及其环境，适度扩大资源的再生产。

1. 建立保障中药资源可持续利用的法规　中国的各项法治在不断完善，人民的法律意识也在不断增强，借鉴国内外有关生物资源保护和可持续利用的经验，根据中药资源的自然属性和社会属性特点，在现有相关法律法规基础上，制定并完善可持续利用政策法规体系，保障保护和利用的各项措施的具体落实。

2. 政策导向促进中药资源可持续利用　近几十年来，中国政府有关部门积极鼓励药用动、植物的野生转家种、家养的科学研究和技术推广工作，并取得了突破性进展，已掌握了人参、三七、天麻、灵芝等上百种药用植物的栽培关键技术并转入规模化生产。梅花鹿、

马鹿、熊、林麝等药用动物人工饲养获得成功。目前市场上常用中药材约有 70% 来源于人工培植。人参、鹿茸等药材全部由家养提供。为了满足市场供应，国家科技部和中医药管理局等部门开展了中药材生产基地的建设，原国家食品药品监督管理局于 2002 年发布《中药材生产质量管理规范》（试行）。政府部门有关中药材人工生产的政策和法规，在满足社会需求，推动中药材人工培育，提高中药材生产质量方面逐步形成了完整的政策体系。

3. 科技发展保障中药资源可持续利用 中国科技工作者在中药资源的调查、资源的开发利用和人工资源的生产方面都做了大量工作，取得了一批具有应用价值的研究成果，对中药资源的合理利用做出了重要的贡献。在利用现代科学技术进行新资源的培育、野生资源保护等方面也做了探索性研究工作，为满足社会需求，提供更多的医药工业原料开辟了新的途径。科学技术的发展不仅为中药资源的合理利用带来巨大改善，使中药资源的工厂化生产成为可能，而且使部分种类的药用成分依赖田间生产的局面彻底改观，保护野生中药资源，对生态环境的建设也具有重要的意义。

重点小结

基本内容

1. 影响中药资源形成的自然环境因素　生态环境中的光照、温度、水、大气、土壤、海拔、地貌等以及生物因素，如病菌、昆虫及生物群落等都会直接或间接地影响药用动、植物的生长和发育，从而影响中药资源的分布和质量；人类活动等社会环境也会对中药资源的形成和发展产生重要的影响。

2. 中国的自然环境特点　中国地形地貌特征为地形复杂多样，平原、高原、山地、丘陵、盆地五种地貌齐备，以山地占主导；地势西高东低，大致呈三阶梯状分布。中国的气候特征为显著的大陆性季风气候，东部地区季风性显著，西部地区大陆性强烈，降水各地差异悬殊。中国土壤特征为土壤资源十分丰富，包含了世界上所分布的主要土壤类型，在地理分布上仍具有明显的水平地带性、垂直地带性和区域分布的规律性。

3. 自然环境对中药资源品质的影响　影响中药资源品质的环节包括内因和外因，内因主要指遗传因子，即中药材的品种和动、植物遗传与变异，外因则是动、植物所处的自然环境，包括气候条件、地理条件、土壤条件和生物因素等方面。

4. 社会环境对中药资源的影响　社会环境包括经济环境和社会文化环境等多方面。社会环境对中药资源的作用，主要体现在资源的利用、保护、恢复和发展等方面。受其社会属性的局限。社会环境对资源的可持续利用具有决定性作用。资源的可持续利用可受到体制、政策、法律、经济、科学技术、文化、道德等多方面的影响。

扫码“练一练”

第三章　中国中药资源概况

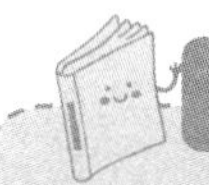

要点导航

1. **掌握**　中药资源的构成及道地药材的内涵和特点。
2. **熟悉**　中药资源的自然分布和中药区划。
3. **了解**　中药产地适宜性及道地药材的成因和变迁。

中国幅员辽阔、地形复杂、气候多样，优越的自然条件孕育着丰富的中药资源。中药资源是我们研究和发展中医药的基础。了解中药资源的构成、自然分布、产地适宜性、生产区划及道地性等方面的信息，有助于合理规划布局、有效开发利用并科学保护中药资源。

扫码“学一学”

第一节　中药资源的构成

古代劳动人民在长期生活与生产实践中，发现了大量可以药用的自然资源，遴选出了数千种可用于防治疾病的药物资源。随着现代科学技术的进步，中药资源的开发和整理工作得到了长足发展，中药资源的种类从汉代《神农本草经》的365种到现代《中华本草》的8980种，增加了近25倍，到20世纪末，调查、整理出的中药资源已有1万余种。

中药资源的构成，按自然属性可分为植物、动物和矿物资源；按社会属性可分为中药、民族药和民间药资源；按生产来源可分为野生和人工资源等。

一、按自然属性划分的中药资源

中药资源的使用历史悠久，种类繁多，第三次全国中药资源普查调查整理出的中药资源种类有12807种。中药资源来源于自然资源，按自然属性可分为植物药资源、动物药资源和矿物药资源。

（一）植物药资源

植物药资源是指来源于植物的器官（如根、茎、叶、花、果、种子）或植物的全株等，可供药用的一类植物资源。自古以来，药用植物资源就是人类使用最多的天然药用资源，它在中药资源中的种类最多，占总量的87%以上。

根据全国中药资源普查的资料统计，中国的药用植物资源分布于385个科，其中藻类植物42科，菌类植物41科，地衣植物9科，苔藓植物21科，蕨类植物49科，种子植物223科；共有2312属分布有药用植物，其中被子植物1957属，占84.6%；孢子植物共有328属，占14.2%；裸子植物27属，占1.2%。

1. 药用藻类植物资源　藻类植物是最原始的植物类群，没有根、茎、叶的分化，但含有光合色素，行自养生活，多为水生。藻类植物分为8门：蓝藻门、裸藻门、绿藻门、轮

藻门、金藻门、甲藻门、红藻门和褐藻门。目前，中国的药用藻类植物有 42 科 54 属 113 种，主要集中在红藻门、褐藻门、绿藻门和蓝藻门。

常见的药用藻类植物有红藻门的石花菜 *Gelidium amansii*、甘紫菜 *Porphyra tenera*、海人草 *Digenea simplex*；褐藻门的海带 *Laminaria japonica*、昆布 *Ecklonia kurome*、海蒿子 *Sargassum pallidum*、羊栖菜 *S. fusiforme*；绿藻门的石莼 *Ulva lactuca*、水绵 *Spirogyra nitida* 及蓝藻门的葛仙米 *Nostoc commune* 等。

2. 药用菌类植物资源 菌类植物属低等植物类群，没有根、茎、叶的分化，不含光合色素，行异养生活。菌类植物分为细菌门、黏菌门和真菌门，中药菌类资源集中分布在真菌门中。真菌门是一类具有真核和明显细胞壁，细胞内不含叶绿素和质体的典型异养生物，有 40 科 109 属 297 种可供药用，是药用低等植物中种类最多的类群。药用真菌主要分布在子囊菌亚门、担子菌亚门和半知菌亚门中。

常见的药用菌类植物有子囊菌亚门的麦角菌 *Claviceps purpurea*、冬虫夏草；担子菌亚门的茯苓、猪苓、猴头菌 *Hericium erinaceus*、灵芝、蜜环菌 *Armillaria mellea*、脱皮马勃 *Lasiosphaera fenzlii*、大马勃 *Calvatia gigantea*、紫色马勃 *C. lilacina* 及半知菌亚门的球孢白僵菌 *Beauveria bassiana* 等。

3. 药用地衣植物资源 是由藻类和真菌共生形成的特殊植物类群，其抗逆性强，耐干旱，但不耐污染，常生活在岩石、树皮、土壤、砖墙的表面。地衣植物多生长在较恶劣的环境中，资源量有限，中国的药用地衣植物种类较少，现知 9 科 15 属 55 种可供药用。

常见的药用地衣植物有松萝 *Usnea diffracta*、长松萝 *U. longissima*、雪茶 *Thamnolia vermicularis*、石耳 *Umbilicaria esculenta*、石蕊 *Cladonia rangiferina*、冰岛衣 *Cetraria islandica* 及肺衣 *Lobaria pulmonaria* 等。

4. 药用苔藓植物资源 苔藓植物的茎叶无真正的维管束，是从水生到陆生过渡的代表植物类群，大多数生活在潮湿地区。根据营养体的形态构造可将苔藓植物分为苔纲和藓纲，中国的苔藓植物中可供药用的有 25 科 39 属 58 种。

常见的药用苔藓类植物有苔纲的地钱 *Marchantia polymorpha*、石地钱 *Reboulia hemisphaerica* 及藓纲的葫芦藓 *Funaria hygrometrica*、大金发藓 *Polytrichum commune*、暖地大叶藓 *Rhodobryum giganteum* 等。

5. 药用蕨类植物资源 蕨类植物是既能产生孢子又有维管系统的高等植物。主要分布在热带和亚热带，多生长在阴湿的林下、山野、沼泽等地。中国的蕨类植物多分布在长江以南各省区，其中有药用价值的约有 49 科 117 属 455 种。蕨类植物分为水韭、松叶蕨、楔叶蕨、石松和真蕨 5 个亚门。

常见的药用蕨类植物有松叶蕨亚门的松叶蕨 *Psilotum nudum*；楔叶蕨亚门的木贼 *Equisetum hyemale*、问荆 *Equisetum arvense*、笔管草 *Equisetum ramosissimum* subsp. *debile*、节节草 *Equisetum ramosissimum*；石松亚门的石松 *Lycopodium japonicum*、卷柏 *Selaginella tamariscina* 及真蕨亚门的紫萁 *Osmunda japonica*、海金沙 *Lygodium japonicum*、金毛狗脊 *Cibotium barometz*、绵马鳞毛蕨 *Dryopteris crassirhizoma*、石韦 *Pyrrosia lingua*、槲蕨 *Drynaria roosii* 等。

6. 药用裸子植物资源 裸子植物是胚珠在一开放的孢子叶上边缘或叶面的种子植物，多数既具有颈卵器又有种子，全为木本植物。中国是世界上裸子植物最丰富的国家，有 11

科41属243种，目前具药用价值的裸子植物有10科25属126种。裸子植物分为苏铁纲、银杏纲、松柏纲、红豆杉纲和买麻藤纲5个纲。

常见的药用裸子植物有苏铁纲的苏铁 *Cycas revoluta*；银杏纲的银杏；松柏纲的马尾松、金钱松 *Pseudolarix amabilis*、侧柏；红豆杉纲的红豆杉 *Taxus wallichiana* var. *chinensis*、三尖杉 *Cephaalotaxus fortunei* 及买麻藤纲的草麻黄、中麻黄、木贼麻黄等。

7. 药用被子植物资源 被子植物是胚珠在心皮内的一类种子植物，存在双受精现象，具有高度特化的真正的花。被子植物是现今地球上种类最多、分布最广和生长最繁茂的植物类群。中国被子植物有226科2700多属约3万种，据全国中药资源普查资料，具有药用价值的有213科1957属1万余种，占中国药用植物总种数的90.2%，占中药资源总数的78.5%（表3-1）。

表3-1 中国主要药用被子植物分科统计

科 名	药用属数/种数	分布范围
荨麻科 Urticaceae	18/115	全国
蓼科 Polygonaceae	8/123	全国
石竹科 Caryophyllaceae	21/106	全国
樟科 Lauraceae	13/113	长江以南
毛茛科 Ranunculaceae	34/420	全国
小檗科 Berberidaceae	10/120	全国
罂粟科 Papaveraceae	15/135	全国
虎耳草科 Saxifragaceae	24/155	全国
蔷薇科 Rosaceae	39/360	全国
豆科 Leguminosae	107/490	全国
大戟科 Euphorbiaceae	39/160	全国
芸香科 Rutaceae	19/100	全国
葡萄科 Vitaceae	9/100	全国，以江南地区为主
五加科 Araliaceae	18/112	全国，以西南地区为主
伞形科 Umbelliferae	55/234	全国，以高山地区为主
杜鹃花科 Ericaceae	12/127	全国，以西南高山地区为主
报春花科 Primulaceae	7/119	全国，以西南地区为主
龙胆科 Gentianaceae	15/108	全国，以西南地区为主
萝藦科 Asclepiadaceae	32/112	全国
茜草科 Rubiaceae	59/219	全国
马鞭草科 Verbenaceae	15/101	以江南地区为主
唇形科 Labiatae	75/436	全国
玄参科 Scrophulariaceae	45/233	全国，以西南地区为主
苦苣苔科 Gesneriaceae	32/115	秦岭、淮河以南
忍冬科 Caprifoliaceae	9/106	全国
桔梗科 Campanulaceae	13/111	全国
菊科 Compositae	155/778	全国
禾本科 Gramineae	85/173	全国
天南星科 Araceae	22/106	全国，以南部地区为主
莎草科 Cyperaceae	16/110	全国
姜科 Zingiberaceae	15/100	西南至东部
兰科 Orchidaceae	76/287	全国，以云南、海南为主

（二）动物类中药资源

动物类中药资源是指来源于药用动物的整体或某一部分、生理或病理产物及其加工品等。动物类中药具有活性强、疗效佳、应用广、开发潜力大等特点，在中国的应用历史悠久，早在4000年前甲骨文就记载了麝、犀、牛、蛇等40余种药用动物，秦汉时期的《神农本草经》记载动物药67种，至第三次全国中药资源普查显示，中国的药用动物有1500多种，约占全国中药资源总种数的12%。

《中国中药资源志要》收录了药用动物414科879属1547种，其中无脊椎动物199科362属606种，约占药用动物总种数的48%，脊椎动物215科517属968种，约占药用动物总数的52%。

1. 药用无脊椎动物资源 根据全国中药资源普查结果统计，无脊椎动物中药用动物有606种，主要药用无脊椎动物分布于节肢动物门、软体动物门及环节动物门。

（1）节肢动物门 节肢动物门为动物界中种类最多的一门，约占动物界总数的80%。常见的药用节肢动物有：蛛形纲钳蝎科的东亚钳蝎 *Buthus martensi*；多足纲蜈蚣科的少棘巨蜈蚣 *Scolopendra subspinipes mutilans*；昆虫纲鳖蠊科的地鳖 *Eupolyphaga sinensis*、冀地鳖 *Steleophaga plancyi*；昆虫纲芫青科的南方大斑蝥 *Mylabris phalerata*、黄黑小斑蝥 *M. cichorii*；昆虫纲蚕蛾科的家蚕 *Bombyx mori*（其4～5龄幼虫因感染或人工接种白僵菌而致死的干燥体为僵蚕）等。

（2）软体动物门 常用的有鲍科的杂色鲍 *Haliotis diversicolor*、皱纹盘鲍 *H. discus hannai*、羊鲍 *H. ovina* 等；珍珠贝科的马氏珍珠贝 *Pinctada martensii*；蚌科的三角帆蚌 *Hyriopsis cumingii*、褶纹冠蚌 *Cristaria plicata*；乌贼科的无针乌贼 *Sepiella maindroni*、金乌贼 *Sepia esculenta* 及牡蛎科的长牡蛎 *Ostrea gigas*、大连湾牡蛎 *Ostrea talienwhanensis* 等。

（3）环节动物门 常用的有钜蚓科的参环毛蚓 *Pheretima aspergillum*、通俗环毛蚓 *Ph. vulgaris*、威廉环毛蚓 *Ph. guillelmi*、栉盲环毛蚓 *Ph. pectinnifera* 及水蛭科的蚂蟥 *Whitmania pigra*、水蛭 *Hirudo nipponica*、柳叶蚂蟥 *Whitmania acranulata* 等。

2. 药用脊椎动物资源 根据全国中药资源普查结果统计，脊椎动物中有药用价值的968种，分布于鱼纲、两栖纲、爬行纲、鸟纲和哺乳纲5个纲中。

（1）鱼纲 药用鱼纲动物有103科231属405种。常见的有海龙科的线纹海马 *Hippocampus kelloggi*、刺海马 *H. histrix*、大海马 *H. kuda*、三斑海马 *H. trimaculatus*、小海马 *H. japonicus* 及刁海龙 *Solenognathus hardwickii*、拟海龙 *Syngnathoides biaculeatus* 等。

（2）两栖纲 药用两栖纲动物有9科14属38种。常用的有蟾蜍科的中华大蟾蜍 *Bufo bufo gargarizans* 与黑框蟾蜍 *B. melanotictus*（其耳后腺和背部皮肤腺的干燥分泌物为中药蟾酥）；小鲵科的山溪鲵 *Batrachuperus pinchonii*（其全体入药为羌活鱼）；蛙科的青蛙 *Rana niromaculata*（其成体、幼体及胆汁均可入药）及泽蛙 *R. limnocharis*（其干燥全体入药称蛤蟆）等。

（3）爬行纲 分布有较多常用药用资源，有17科45属117种。主要有龟科的乌龟 *Chinemys reevesii*（其背甲及腹甲称龟甲）；鳖科的鳖 *Trionyx sinensis*；壁虎科蛤蚧 *Gekko gecko* 和多疣壁虎 *Gekko japonicus*；蝰科的五步蛇 *Agkistrodon acutus*；眼镜蛇科的银环蛇 *Bungarus multicinctus* 及游蛇科乌梢蛇 *Zaocys dhumnades* 等。

（4）鸟纲 动物种类较多，但药用的并不多，有40科105属196种。常见的鸟纲药用

动物有稚科的家鸡 *Gallus gallus domesticus*（其干燥沙囊内壁为鸡内金）；鸭科的家鹅 *Anser cygnoides orientalis* 和家鸭 *Anser platyrhynchos domestica*（它们的干燥肌胃内壁分别为鹅内金和鸭内金）；鸠鸽科的家鸽 *Columba liva domestica*；雨燕科的金丝燕 *Collocalia esculenta* 等。

（5）哺乳纲　是脊椎动物中药用资源最多的纲，有 45 科 121 属 209 种。主要有鹿科的梅花鹿 *Cervus nippon* 及马鹿 *C. elaphus*（其雄鹿未骨化的幼角为鹿茸）；鹿科的林麝 *Moschus berezovskii* 等（其雄体香囊中的干燥分泌物称麝香）；灵猫科的大灵猫 *Viverra zibetha*（其香腺囊中的分泌物为灵猫香）；鼠科的麝鼠 *Ondatra zibethica*（其成熟雄性麝鼠香囊的分泌物为麝鼠香）；牛科的牛 *Bos taurus domesticus*（其干燥的肝、胆结石为牛黄）；马科的马 *Equus caballus orientalis*（其胃中的结石称马宝）和驴 *Equus asinus*（去毛之皮经煎煮、浓缩制的固体胶为中药阿胶）等。

（三）矿物类中药资源

矿物是地质作用形成的天然单质或化合物。矿物类中药包括可供药用的原矿物、矿物原料的加工品、动物或动物骨骼的化石等。矿物类药物在中国有着悠久的用药历史，中国现存最早的医学著作《五十二病方》记载了雄黄、硝石等 20 多种矿物药的临床应用，中国现存最早的本草专著《神农本草经》载药 365 种，其中矿物药 46 种，占全书总数的 12.6%。

《中国中药资源志要》中收集矿物药 84 种，并按阳离子分类法将其分为 12 类，分别为铁化合物类、铜化合物类、镁化合物类、钙化合物类、钾化合物类、钠化合物类、汞化合物类、砷化合物类、硅化合物类、有色金属类、古动物化石类及其他类。

常用矿物药有朱砂、信石、雄黄、自然铜、磁石、赭石、炉甘石、赤石脂、滑石、石膏、青礞石、芒硝、玄明粉、朴硝、枯矾、紫石英、硼砂、胆矾、硫黄、火硝、白石英、石灰、皂矾及卤碱等。

二、按社会属性划分的中药资源

中国是一个多民族国家，千百年来各族人民积累了本民族丰富的防病治病的医疗知识和用药经验，有的还形成了民族医药理论体系，其中以中医药理论体系最具影响力，除此以外，各民族的民间也积累和流传着各种各样防治疾病的方法和使用药物的习惯。中药、民族药和民间药共同组成了中华民族庞大的药物体系以及与药物相对应的中药资源体系。

（一）中医药体系中的药物资源

中医药体系中的药用资源，特指在中医药理论指导下认识和使用的药物资源，即为狭义的中药资源。《神农本草经》是最早较为系统地论述中药资源的本草著作，共记载中药 365 种，其中植物药 252 种，动物药 67 种，矿物药 46 种，该书已具有资源学的内容和分类体系。此后，随着本草著作收集的中药数量越来越多，有关资源的记述也越来越详尽。南北朝陶弘景的《本草经集注》收集中药 730 种，唐代《新修本草》增至 850 种，宋代《证类本草》增至 1746 种，明代《本草纲目》增至 1892 种，至 1999 年出版的《中华本草》共载药 8980 种。在中医药理论体系下，尽管可使用的药物很多，但常用的仅 300～500 种。

（二）民族医药体系中的药物资源

民族医药体系中的中药资源，特指以本民族传统的医药理论或实践经验作为应用指导所使用药物的资源，通常称为民族药资源。据初步统计，全国 55 个少数民族，近 80% 的民

族有自己的药物，《中国民族药志》中收载了44个民族的药物，总数5500余种。在众多少数民族中，形成了民族医药理论体系的约占1/3，其中具有较完整医药体系的民族药物有藏药、蒙药、维药、傣药、壮药、苗药、彝药等；《中华本草》中已经出版的有藏药卷、蒙药卷、维吾尔药卷、傣药卷及苗药卷等5卷民族药。

在常用民族药中，有许多药物资源同时为多个民族所用，有一些与中医药使用的药物资源相同，并且在药用部位、功效和用法上相同；但是有些品种则另有独到之处。

1. 藏药 藏医药理论是在广泛吸收、融合了中医药学、印度医药学和大食医药学等理论的基础上创立的。记载藏药的本草，如公元720年的《月王药诊》，收载藏药780种；公元1840年的《晶珠本草》，收载藏药达2294种。2002年出版的《中华本草·藏药卷》，收载藏药396种，其中植物药309种，动物药48种，矿物药39种。2010年版《中华人民共和国药典》共记载16种民族习用药材，其中藏医药习用药材有小叶莲（小檗科植物桃儿七 *Sinopodophyllum hexandrum* 的干燥成熟果实）、毛诃子（使君子科植物毗黎勒 *Terminalia bellirica* 的干燥成熟果实）、余甘子（大戟科植物余甘子 *Phyllanthus emblica* 的干燥成熟果实）、独一味（唇形科植物独一味 *Lamiophlomis rotata* 的干燥地上部分）、洪连（玄参科植物短筒兔耳草 *Lagotis brevituba* 的干燥全草）、藏菖蒲（天南星科植物藏菖蒲 *Acorus calamus* 的干燥根茎）、翼首草（川断续科植物匙叶翼首草 *Pterocephalus hookeri* 的干燥全草）和沙棘（胡颓子科植物沙棘 *Hippophae rhamnoides* 的干燥成熟果实）等。

近年来藏医药发展迅速，藏药方面的著作主要有《青藏高原甘南藏药植物志》（2006年），系统介绍了88科594种藏药植物；《藏药药用植物学》（2008年），介绍了药用植物学基础以及重要藏药药用植物等。

2. 蒙药 蒙古医药体系是在吸收了藏、汉等民族以及古印度医药学理论的基础上创立的。19世纪的《蒙药正典》是一部在蒙古医药学史上图文并茂，用蒙古、汉、藏、满四种文字撰写的唯一一部蒙药经典著作，共收载了蒙药879种。2004年出版的《中华本草·蒙药卷》选取了常用蒙药421种，其中植物药326种，动物药48种，矿物药47种。2015年版《中华人民共和国药典》记载的蒙古医药习用药材有广枣（漆树科植物南酸枣 *Choerospondias axillaris* 的干燥成熟果实）、冬葵果（锦葵科植物冬葵 *Malva virticillata* 的干燥成熟果实）、草乌叶（毛茛科植物北乌头 *Aconitum kusnezoffii* 的干燥叶）及沙棘等。

3. 维药 维药历史悠久，在其形成和发展的过程中，取阿拉伯、古希腊等民族医药之所长，并受到中医药学的影响，逐步形成了维族的医药理论体系，是中国民族医药的独立分支。《维吾尔族医药学》中记载了维族医药的基础理论和88种常用药物，《新疆维吾尔药志》收载了124种药物及其附图，《中华本草·维吾尔药卷》收载常用维药423种。在常用维药中，具有民族使用特色的约有30种，如阿魏、胡黄连、苦巴旦杏、刺糖、洋甘菊、唇香草、新疆鹰嘴豆、异叶青兰、硇砂、胡麻、胡桃、胡葱、胡杨等。2015年版《中华人民共和国药典》记载的维吾尔医药习用药材有天山雪莲（菊科植物天山雪莲 *Aaussurea involucrata* 的干燥地上部分）、菊苣（菊科植物毛菊苣 *Cichorium glandulosum* 或菊苣 *C. intybus* 的干燥地上部分或根）和黑种草子（毛茛科植物腺毛黑种草 *Nigella glandulifera* 的干燥成熟种子）等。

4. 傣药 傣药是中国古老的传统医药之一，早在2500年前的《贝叶经》中便有记载；

至20世纪80年代出版的《西双版纳傣药志》，共收载了520种。2005年出版的《中华本草·傣药卷》，收载傣药400种，其中植物药373种，动物药16种，矿物药11种。其中植物类傣药主要有缅茄、芒果、人面果、糖棕、朱蕉、龙血树、儿茶、山柰、鸡矢藤、云木香、石菖蒲、芦荟、刺桐等；动物类傣药有水牛角、羊角、鸡内金、蛇蜕、鹿茸、蜈蚣、螃蟹、土蜂房、水鳖等；矿物类傣药主要石灰、芒硝、明矾、钟乳石、胆矾、雄黄等。

5. 壮药　壮族主要分布在广西、云南、广东等地，壮药属于发展中的民族药，尚未形成完整的体系，基本上处于民族药和民间药交融的状态。《中国壮药学》（2005年）系统地阐述了壮药的起源、发展概况及应用规律，并按功效将500种常用壮药分为7类，如解痧毒药中的大金花草、蜈蚣草、鬼针草、草鞋根、磨盘草；解瘴毒药中的鹰爪花、土常山、萝芙木、黄花蒿、三对节、香茅；解风毒药中的五味藤、大血藤、木防己、七叶莲、天麻、黑风藤、牛耳枫；解热毒药中的板蓝根、天仙藤、鱼腥草、竹节蓼、蛇莓、茅莓、牛甘果等。

6. 苗药　苗族分布的地区，大都是气候温暖潮湿的山区，草木茂盛，动、植物资源比较丰富，在历史上就是中国药材的主要产区之一。《苗族医药学》介绍了苗族的医学史、生成哲学及其对苗医的作用等，并收载苗药340种；2005年出版的《中华本草·苗药卷》全书共收载苗药391种。其中具有民族用药特色的植物有：大果木姜子 *Litsea lancilimba*、头花蓼 *Polygonum capitatum*、米槁 *Polygonum capitatum*、艾纳香 *Blumea balsamifera*、草玉梅 *Anemone rivularis* 、观音草 *Peristrophe bivalvis*、活血丹 *Peristrophe bivalvis*、大丁草 *Leibnitzia anadnria*、刺梨 *Ribes burejense* 等。

（三）民间药用资源

民间药用资源，特指民间医生用以防病治病的药物或地区性民间（偏方）流传使用的药物资源。民间药的应用多局限于一定的区域，其开发应用处于初始状态，缺少比较系统的医药学理论及活性成分、药理作用和临床应用的研究。各民族在治疗疾病过程中，就地取材，不断发现新的药用资源种类，由此逐渐产生了众多的民间药物，成为中药资源非常重要的组成部分。

民间使用的草药资源，是重要的潜在药物资源宝库，其中有些可以开发为疗效明确而被广泛应用的药物，有些则因其疗效较差或引起不良反应而被淘汰。如江西民间药用植物草珊瑚，现已研究开发出用以治疗风热咽痛、音哑的复方草珊瑚含片；广东等地的民间药海人草具有较强的驱虫作用。

三、按生产特点和来源划分的中药资源

（一）野生和人工培育资源

野生动、植物是指在自然状态下繁育、生长，非人工栽培、驯养的各种植物和动物。用于中药、民族药和民间药使用的野生动、植物药用资源被统称为野生资源。据统计，在中药饮片和中成药生产使用的近千种药材中，约有70%的种类源于野生资源。由于野生资源不能满足用药需求，人们逐渐将某些野生药用生物进行驯化实施家种或家养，并可大量获得所需要的药材，通过这种方式所获得的动、植物药材资源可称为人工培育资源，也可称栽培或养殖资源，还可称为家种或家养资源。据统计，目前可人工成规模生产的药材有

200多种，如人参、西洋参、天麻、牛膝、三七、山药、瓜蒌、甘草、防风、金银花、鹿茸、麝香等；人工培育的药材数量约占市场流通量的70%。随着社会需求的不断增加，人工培育药材资源不论是种类还是数量均呈现出快速增长的趋势。

（二）生物技术产品和替代性资源

随着科学技术的进步，利用现代科学技术可以生产出一些与天然药物功效近似或等效的人工产品（称替代品或代用品）用做中药的生产原料，以替代稀缺或禁用的天然产物，特别适用于珍稀濒危药用生物资源的代用品，是缓解稀缺药材资源危机、满足社会需求的一种新的中药资源生产方式，可以作为一类特殊的人工资源。按目前生产方法及原理可分为两类：一是依照天然产物的化学成分采用物理和化学方法，配制生产出与天然产物化学成分类似的产品；二是利用现代生物技术进行生物器官、组织或细胞的人工培养来获取与天然产物化学成分近似或等同的产品，或依据天然产物形成的机制和条件模仿（仿生技术）培养出类似产品。例如牛黄除天然牛黄外，其代用品有人工牛黄、体外培育牛黄及活体植核培育牛黄；麝香的替代品人工麝香，冰片的代用品人工冰片及目前已规模化生产的冬虫夏草菌丝体、人参细胞培养物等。

（三）国产和进口资源

根据资源的产地来源，中药资源可以划分为国产资源和进口资源。自然分布于中国境内的资源，或原产于国外现在已引种成功并可规模化栽培或养殖的药用植物和动物资源称为国产资源。中国境内不产或由于中国产量较低，不能满足国内用药需求，经国家相关职能部门批准从国外进口用于中药生产原料的资源称为进口资源，如爪哇白豆蔻、血竭、儿茶、乳香、没药、马钱子等。随着国际交流的深入，中药也吸收了部分国外有较好疗效的药物，丰富了中药资源宝库，但这类资源所占比例较小，并且在不断被国内的引种生产的资源所替代。如西红花原产于西班牙、希腊及法国等地，现已在上海、浙江、河南等20多个省市引种成功；丁香主产于坦桑尼亚、马来西亚及印度尼西亚等地，现中国海南、广东有引种栽培；肉豆蔻原产于马来西亚、印度尼西亚，现中国的广东、广西、云南亦有栽培。

扫码“学一学”

第二节 中药资源的自然分布

地形、气候、水分、土壤等生态因子相互联系、相互制约，从不同的方面通过不同的方式影响着生物的生长、发育。中国幅员辽阔，南北跨越50个纬度，拥有热带、亚热带、暖温带、中温带和寒温带5个温度带和1个高原气候区，地形地貌复杂，自然条件优越，中药资源蕴藏量极为丰富。中药资源的分布具有其自身的规律性和特点，其分布具有不均衡性，种类的分布规律是从东北至西南由少增多。

根据中国的地貌、气候、土壤和植被等自然因素，将中药资源的自然分布划分为东部季风、西北干旱和青藏高寒三大（一级）自然区域，再依据气候条件，特别是温度条件划分为14个（二级）自然带，区域划分情况及主要划分指标见表3-2。中药资源中，仅少量分布在海洋中，绝大部分分布在各区域的森林、草原、荒漠、江湖和农田等各种陆地生态系统中。

表 3-2 中国自然区划自然区域和自然带划分及其特征

自然区域	自然带	≥10℃日数（天）	≥10℃积温（℃）	自然区域特点
东部季风区域	1. 寒温带	<105	<1700	季风，雨热同季，局部有干旱；河系发达，以雨水补给为主，水量南多北少；土壤南方酸性黏重，北方碱性疏松；植被以森林为主
	2. 中温带	106～180	1700～3500	
	3. 暖温带	181～225	3500～4500	
	4. 北亚热带	226～240	4500～5300	
	5. 中亚热带	241～285	5300～6500	
	6. 南亚热带	286～365	6500～8200	
	7. 边缘热带	365	8200～8700	
	8. 中热带	365	8700～9200	
	9. 赤道热带	365	>9200	
西北干旱区域	10. 干旱中温带	105～180	1700～3500	干旱缺水；土壤含有盐碱和石灰；植被为草原和荒漠，高山有森林
	11. 干旱暖温带	181～225	3500～5500	
青藏高寒区域	12. 高原寒带	不连续出现		寒冷干燥；温度过低；土壤有机分解慢；植被主要为草甸与寒漠，沟谷有森林
	13. 高原亚寒带	<50		
	14. 高原温带	50～180		

一、东部季风自然区域

本区域地处中国东部，属于湿润、半湿润季风气候，气候湿润，夏季普遍高温多雨，雨热同季，冬季寒冷干燥。年降水量均大于 400mm。根据温度、降水和地貌等自然条件，该区域可以分为 5 个地域单元。

1. 东北寒温带、中温带地区 包括黑龙江、吉林、辽宁和内蒙古东北部地区，区内有大小兴安岭、长白山和松辽平原。本区是中国东部纬度最高、最寒冷地区，属于寒温带、温带湿润、半湿润地区，年降水量为 400～1000mm，夏季降雨量集中。植被以针叶林为主，南部地区有针阔混交林，土壤有寒温带的漂灰土、中温带的暗棕壤、黑土和黑钙土。

（1）该区植物药资源有 1600 余种，主要有人参、五味子、细辛、关黄柏、防风、刺五加、升麻、牛蒡子、桔梗、地榆、槲寄生、赤芍、草乌、平贝母、龙胆、玉竹、穿山龙、白薇、金莲花、柴胡、威灵仙、关苍术等。

（2）该区动物药资源较为丰富，有 300 多种，主要有鹿茸、熊胆、麝香、蟾蜍、全蝎等。

（3）该区矿物药资源有 50 多种，矿物药资源有芒硝、滑石、硫黄、磁石、硼砂、赤石脂、钟乳石、石膏等。

2. 华北暖温带地区 包括山东、河南、北京、天津、河北和山西的中部及南部、陕西北部和中部、辽宁南部、宁夏中南部、甘肃东南部以及安徽和江苏北部地区。气候位于温带和亚热带之间，本区夏季较热，冬季寒冷，降雨量 400～1000mm。大部分地区属于暖温带，植被以针阔混交林为主，东部丘陵山地为棕壤土，中部丘陵山地为褐土，黄土高原为黑垆土，黄淮海平原地区主要是潮土和盐渍土。

（1）该区植物药资源有 1500 余种。主要有柴胡、金银花、黄芩、黄芪、远志、桔梗、知母、地黄、山药、牛膝、党参、北沙参、板蓝根、酸枣仁、杏仁、山楂、紫菀、瓜蒌、连翘、柏子仁、沙棘等。

（2）该区动物药资源近 250 种。主要有阿胶、牛黄、全蝎、蟾蜍、土鳖虫、蜈蚣、桑

螵蛸、五灵脂、刺猬皮等。另外，本区域临海，分布有大量的海洋动物药资源，主要有牡蛎、海螵蛸、瓦楞子、海盘车、海马、海龙等。

（3）该区矿物药资源有30多种，主要有滑石、磁石、紫石英、代赭石、自然铜、云母、石燕、钟乳石、胆矾、硼砂、赤石脂、石膏、白矾等。

3. 华中亚热带地区 包括浙江、江西、上海全境，江苏和安徽的中部及南部、湖北和湖南的中部及东部、福建中部和北部以及河南和广东的小部分地区。区内有秦岭、淮阳山地、南岭山地、长江中下游平原、江南丘陵地区。本区气候温暖湿润，降水充沛，年降水量800～2000mm。该区北亚热带地区植被为常绿落叶阔叶混交林，中亚热带地区主要为常绿阔叶林，土壤主要是黄棕壤、黄壤和红壤。

（1）该区植物药资源有2500多种，水生和湿生的种类较多。主要有浙贝母、菊花、麦冬、延胡索、玄参、郁金、白术、白芍、牡丹皮、山茱萸、木瓜、茯苓、泽泻、莲子、枳壳、玉竹、茅苍术、薄荷、太子参、女贞子、辛夷、栀子、薏苡仁、芡实等。

（2）该区动物药资源约有300多种。主要有蟾酥、地龙、土鳖虫、珍珠、蕲蛇、金钱白花蛇、桑螵蛸、蜈蚣、灵猫香、麝香、鳖甲、水蛭等。

（3）该区矿物药资源有滑石、磁石、紫石英、自然铜、云母、石燕、钟乳石、鹅管石、胆矾、硼砂、赤石脂、石膏、阳起石等。

4. 西南亚热带地区 本区包括贵州、四川、云南的大部分、湖北和湖南西部、甘肃南部、陕西南部、广西北部及西藏东部。本区地貌复杂，有秦巴山区、四川盆地、云贵高原等。热量、雨量丰富，大陆性气候明显，年平均气温15～18℃，降水量800～1500mm。该区主要植被类型为北亚热带地区植被，为常绿落叶阔叶混交林，中亚热带地区主要为常绿阔叶林，土壤类型为黄褐土、黄壤、红壤和石磷灰土等。

（1）该区有植物药资源有4500多种。主要有川芎、黄连、附子、木香、黄柏、川牛膝、三七、明党参、巴豆、石斛、当归、南沙参、独活、川乌、川楝子、川郁金、川白芷、续断、木瓜、吴茱萸、佛手、杜仲、厚朴、大黄、天麻、款冬花、女贞子、前胡、半夏等。

（2）该区动物药资源约有300多种。主要有麝香、牛黄、灵猫香、乌梢蛇、水牛角、水蛭、僵蚕、全蝎、银环蛇、蕲蛇等。

（3）该区矿物药资源有80种左右。主要有石膏、赭石、滑石、鹅管石、朱砂、雄黄、白矾、石燕、硫黄、钟乳石、芒硝、自然铜、硼砂等。

5. 华南亚热带、热带地区 本区包括海南、台湾及南海诸岛、福建东南部、广东南部、广西南部及云南西南部。区内有近沿海地区的山地和丘陵、珠江三角洲、台湾和海南及雷州半岛。本地区高温多雨，冬暖夏长，水、热资源丰富，干湿季节分明。年平均气温22℃，年降雨量多为1200～2000mm，台湾省和海南省部分地区年降雨量高达3000～5000mm。该区植被主要为常绿阔叶林、热带季雨林，土壤由南到北以砖红壤、赤红壤为主。

（1）该区植物药资源有3800余种。主要有广藿香、巴戟天、砂仁、益智、肉桂、鸡血藤、鸦胆子、红豆蔻、苏木、诃子、穿心莲、芦荟、茯苓、泽泻、北沙参、蔓荆子、栀子、钩藤、牛膝、葛根、土茯苓、乌药、贯众、佛手、木鳖子、使君子、草豆蔻、狗脊等。

（2）该区动物药资源有200多种。主要有刺猬皮、银环蛇、蛤蚧、燕窝、海马、珍珠、牡蛎等。

（3）该区矿物药资源有30种左右。主要有石膏、赤铁矿、方解石、钟乳石、自然铜、

禹粮石、雄黄、朱砂等。

二、西北干旱自然区域

本区域地处中温带至暖温带，区域内高山、盆地、沙漠、戈壁广泛分布，昼夜温差大，冬季寒冷，夏季炎热，降水量自东向西减少，年降水量差距较大，多数地区不足250mm。根据其干旱强度分为2个地域单元。

1. 内蒙古温带地区　本区包括黑龙江中南部、吉林西部、辽宁西北部、河北及山西的北部、内蒙古中部及东部。本区冬季寒冷干燥，夏季凉爽，长年多风，东部年降水量为700mm左右，至西部降到200mm左右。植被为典型草原或荒漠草原，东部平原为黑土、草甸土。

（1）该区植物药资源有1000余种，主要有甘草、麻黄、黄芪、知母、赤芍、黄芩、防风、银柴胡、沙棘、金莲花、锁阳、郁李仁、苍术、柴胡等。

（2）该区动物药资源有牛黄、鹿茸、刺猬皮、鸡内金、全蝎、土鳖虫、蛇蜕等。

（3）该区矿物药资源有芒硝、大青盐、石膏、炉甘石、紫石英、赭石、寒水石等。

2. 西北温带干旱区域　本区包新疆全部、青海及宁夏北部、内蒙古西部以及甘肃西部和北部，阿尔泰山、天山、昆仑山、祁连山、贺兰山坐落其中。区域内日照时间长，干旱少雨，一般地区年降水量仅为20～200mm，山区为200～700mm。以戈壁、沙漠和荒漠草原为主，山地和河岸有森林植被，土壤有灰棕漠土、灰漠土、棕钙土和灰钙土等。

（1）该区植物药资源有2000余种，主要有甘草、麻黄、枸杞、肉苁蓉、锁阳、软紫草、伊贝母、藁本、羌活、独活、阿魏、红花、罗布麻、苦豆子、秦艽等。

（2）该区动物药资源有160多种，主要有刺猬皮、牛黄、五灵脂、鹿茸、鹿角、阿胶、麝香、龟甲等。

（3）该区矿物药资源有60多种，主要有大青盐、云母石、石膏、硫黄、寒水石、朱砂、芒硝、炉甘石、禹粮石、胆矾、硼砂、磁石等。

三、青藏高寒自然区域

本区包括西藏自治区大部分、青海南部、四川西北部和甘肃西南部，地势复杂，山脉纵横，多高山峻岭。本区寒冷干燥，日照强烈，降水量50～900mm，植被主要有高寒灌丛，高寒草甸，高寒荒漠草原，湿性草原以及温性干旱落叶灌丛，土壤有高山草甸土和寒漠土。

（1）该区植物药资源有1100多种，主要有川贝母、冬虫夏草、胡黄连、大黄、甘松、羌活、藏茵陈、绿绒蒿、山莨菪、雪莲花、珠子参、雪上一枝蒿等。

（2）该区动物药资源有鹿茸、麝香、鹿角等。

（3）该区矿物药资源有朱砂、雄黄、石膏、硝石、大青盐、芒硝、云母、硼砂、紫硇砂等。

扫码“学一学”

第三节　中药材产地适宜性与中药区划

中药资源作为中华民族的瑰宝，其空间分布具有明显的地理特征。中药资源需求的快速增长与环境变化，导致大量药材资源趋于濒危，迫切需要野生变家种；加之很多药材存

在连作障碍，例如人参、三七种植地分别需要间隔30年和8～10年以上才能再次种植，因此每年很多药材的生产均面临产区扩大和重新选地等问题。但是，盲目引种和扩大种植会导致药材品质下降，影响中药材生产的合理布局。因此，开展中药材产地适宜性和中药区划研究具有重大现实意义。

一、中药材产地适宜性

"诸药所生，皆有其境"，生态环境适宜性对药材的品质有重要影响。道地药材的形成，从生物学角度分析应是药材基因型与环境相互作用的产物。中药材产地适宜性分析多集中在中药材产地气候、土壤、地形地貌和群落生态等方面。

（一）中药材产地适宜性分析的主要因素

1. 气候因子与中药材产地适宜性 道地药材是物种受特定生境的影响，在长期生态适应过程中所形成的具有稳定遗传特征的个体群。因此植物生态型，即同种植物长期生长在不同的生长环境中，因趋异适应而形成在生态学上有差别的同种异地个体群，是道地药材形成的生物学实质。国内外学者已相继开展了关于各种气候因子与药材道地性的研究。早在19世纪，达尔文就发现乌头生长在寒冷环境下无毒，而生长在温暖气候条件下就有毒。通过对吉林省西洋参栽培产地生态环境的分析，确立了以1月份平均气温、年空气相对湿度、无霜期为栽培西洋参气候生态因子数字模型，根据分析结果分为最适宜区、适宜区、尚适宜区和可试种区。在全日照条件下穿心莲花蕾期内总内酯含量较遮荫条件下要高10%～20%，说明光照条件的强弱对药用植物的药效会产生影响。对苍术的研究表明，降雨量是影响苍术挥发油量的生态主导因子，高温则是影响苍术生长发育的生态限制因子。由此可见，气候因子对药材品质的影响是多角度、多层次的。

2. 土壤及成土母质与中药材产地适宜性 土壤因素与药材生态适宜性方面的研究主要集中在土壤组分、土壤微量元素、土壤结构、土壤酸碱度等方面。研究表明，由于土壤微量元素差异，不同产地的同种药用植物，其药材有效成分含量有明显差异，如产于湖北蕲春的艾叶挥发油含量为0.83%，产于河南和四川的只有前者的一半；蕲艾中Ca、Mg、Al、Ni含量较高，川艾中Co、Cr、Se、Fe、Zn含量较高，而豫艾中除Cu含量较高外，其余元素含量均较低。对不同土壤类型和三七皂苷含量的相关性研究表明，不同土壤类型对三七皂苷含量影响显著，但土壤微量元素对三七皂苷量无直接影响。对野马追的生态适应性研究表明，野马追适宜在微酸环境中生长。道地金银花的分布受地质背景系统制约，主要分布于大陆性暖温带季风性半干旱气候区内，由于受成土母质影响，金银花最适合的土壤类型是中性或稍偏碱性的砂质壤土。

3. 地形地貌因素与中药材产地适宜性 中药材具有明显的空间分布地域规律，药材的不同产区间不仅存在地理位置差异，而且在地形地貌方面也有很大差异。海拔的变化会引起气候微环境的改变，不同坡向和坡度的太阳辐射量、土壤水分和地面无霜期不同，因此对药材品质会产生一定的影响。如黄连同一时期生长在低海拔处的根状茎重量和小檗碱含量大于高海拔处，而短葶飞蓬在同一地区总黄酮含量有随海拔升高而上升的趋势。

4. 群落因素与中药材产地适宜性 道地药材生长的群落环境（包括群落组成和群落结构）是植物生长的关键因素，关系到物种的生存、多样性、演替和变异等方面，研究道地药材生长的最适群落环境是道地药材与环境相关性研究中的重要内容。陈士林等以数值分

类方法进行研究，初步确定了暗紫贝母分布的植物群落类型及其群落特征，并研究了其群落类型与松贝（川贝母）品质之间的相关性，指出绣线菊+金露梅+珠芽蓼群落、窄叶鲜卑花+环腺柳+毛蕊杜鹃群落、委陵菜+条叶银莲花群落所产松贝为品质最优；并运用相似系数法对暗紫贝母和川贝母分布的群落类型进行了数值分类。王良信等对适于黄芪生长的群落类型进行了调查，结果表明榛灌丛是最佳群落。

5. 中药材产地适宜性的遗传分析　关于药用植物遗传分析研究多集中在利用DNA分子标记研究药用植物的DNA指纹和遗传多样性。运用DNA分子标记方法，可以分析不同产地药材基因型与品质间的相关性，研究种质资源的遗传分化，确定道地产区药材种质资源的基因型，明确药材道地性形成的遗传机制。因此，DNA分子标记方法不仅是药用植物道地性研究的重要手段，而且可以为筛选和寻找药效好、有效成分含量高的药物资源提供分子水平的依据。对广藿香不同产地间的叶绿体和核基因组的基因型与挥发油化学型的关系研究发现，广藿香基因序列分化与其产地、所含挥发油化学变异类型呈良好的相关性；基因测序分析技术结合挥发油分析数据可作为广藿香道地性品质评价方法及物种鉴定的强有力工具。对浙江产车前种群遗传分化的主成分分析表明，其种群的遗传分化与地理位置和海拔高度有关。对不同产地浙贝母的基因序列及生物碱含量比较研究表明，不同产地浙贝母的差异不是由碱基序列引起，而是由小环境因素引起的。

（二）中药材产地适宜性案例分析

长期以来，中药材产地适宜性分析停留在依靠传统经验和单个气候因子、单个产地的基础上，效率低、准确性差。信息技术的推广使中药材产地适宜性的定量研究和多因子综合分析得以实现。地理信息系统技术（GIS）的发展及气候资料数据库的完善，为中药材产地适宜性的深入研究提供了基础。陈士林等人基于地理信息系统（GIS），选择农业生产常用的≥10℃积温、年平均气温、七月最高气温、七月平均气温、一月最低气温、一月平均气温、年平均相对湿度、年平均降水量、年平均日照时数以及土壤类型等10个生态指标作为中药材产地适宜性分析的评价指标，创建了“中药材产地适宜性分析地理信息系统”（TCMGIS）。该系统通过对中药材产地适宜性进行多生态因子、多统计方法的定量化与空间化分析，得出中药材单品种在全国范围内不同生态相似度等级的区域，并将其图形化，可有效指导中药材引种和扩种，并合理规划中药材生产布局。

二、中药区划

中药区划是指以中药资源和中药生产地域系统为研究对象，通过分析中药资源区域分布和中药生产特征，依据区域相似性和区级差异性原理，将全国划分成不同等级的区域，以指导中药资源保护管理、开发利用和中药生产。

中药区划是发展中药生产和促进中药资源可持续发展的重要基础性工作。在20世纪80年代全国中药资源普查基础上，由原中国药材公司于1995年组织编写了《中国中药区划》，为中国中药区划奠定了基本格局。

（一）中药区划的目的和研究内容

开展中药区划，主要是为了揭示中药生产的地域分异规律，明确各区域发展中药生产和开发利用中药资源的优势及其地域性特点，在此基础上提出生产发展方向和建设途径，为因地制宜调整中药生产结构和布局、科学指导中药生产以及发展中药事业提供必要条件

和科学依据。

中药区划的研究内容是在中医药理论指导下，充分应用中医药学、本草学、生态学、生物分类学、农业区划学、地理学、系统工程学及信息技术等有关学科的理论和方法，研究中药资源的种类、分布及其动态变化规律；研究中药（特别是道地药材和大宗药材）的生态适宜区与生产适宜区；研究中药生产的现状特点和合理布局；确定不同地区中药资源可持续利用策略和中药材产业发展方向，并提出促进中药资源可持续利用的有效途径和措施；为适应全国中药产业科学发展进行地域分区。

（二）中药区划的原则依据

合理开展中药区划，对中药生产和中药资源可持续利用具有重要指导意义。在整个区划过程中，应遵循以下几项原则。

1. 中药资源分布和利用特点的相对一致性 药用生物所处的气候、土壤、地形地貌和群落生态等区域环境要素直接或间接地影响着中药资源的形成和分布，也是处理中药资源开发利用的基础和前提。应保持中药资源分布和利用特点的相对一致性，是中药区划的重要依据。例如，在进行区域划分时，在分析中药资源水平地带性和垂直地带性分布规律的基础上，综合分析不同区域的主要种类和分布特征，再按照中药生产利用区域差异，确定不同等级的区域划分。

2. 中药生产条件和特点的相对一致性 中药区划的重要目的之一是科学指导中药生产。中药生产受到自然和社会经济条件影响，在具体区划中，应充分考虑不同区域生产力水平和经济发展水平，坚持同一区域内中药生产条件和生产特点相对一致，才能更有效率地促进中药生产和中药资源可持续利用。一般来说，在中药区划中，一级区内主要代表药材种类的蕴藏量和产量占全国75%以上，二级区内占全国50%以上，代表药材种类的道地产区通常位于以上区划范围内。

3. 中药生产发展方向、途径和措施的相对一致性 中药生产发展方向是指一定时期内各区域中药材生产专业化发展的趋势。一个区域内的中药材生产发展方向，一般以家种家养药材为主，或以野生中药资源开发利用和保护为主要情形。在一个区划单元的不同地区之间，在资源开发和生产中常常存在相似的问题，如中药资源的开发利用和保护措施、提高家种家养药材生产水平的技术手段、适当调整中药材生产布局等，针对这些问题所采取的措施以及解决途径都应保持相对一致。

4. 中药区划与农业区划相协调 中药区划作为一项行业区划，与农业区划在很多环节相互渗透，应同各类农业区划（农业部门区划、自然条件区划、农业技术改造和综合农业区划等）相协调。某些在农业上具有重要价值的气候指标（如≥10℃积温、最冷月和最热月气温值、无霜期、年降水量等）均应作为中药区划的主要参考依据，药材生产（特别是药用植物种植和药用动物饲养）要与农业、林业、牧业、渔业等相结合，有些地区实行粮药、林药、果药间作或套种，以上情形均是中药区划与农业区划相协调的典型例证。

5. 不同等级的中药区划的相互衔接 中药区划是一个区划系统。按行政区域范围，中药区划分为全国中药区划、省（区）级中药区划、地市级中药区划和县级中药区划。下级区划是上级区划的基础，上级区划指导下级区划。全国中药区划建立在省、市、县级区划基础上，不同级别的区划上下协调，相互衔接，构成完整的中药区划体系。在依据全国中

药生产地域分异规律和与农业区划相协调的前提下，为全国中药区划确定区界线时，尽量考虑与省级区划界线相衔接，一般采用省级一级区界线，有的根据情况采用省级二级区界线。

6. 保持一定的行政区界的完整性　在确定中药区划时，应尽量保持一定的行政区界的完整性。这样便于从各级区划单位获取和分析统计资料，也有利于对中药区划所提出的发展方向、途径和措施组织实施。不同等级的中药区划，所保持的行政区界应有所不同。县级区划到村，省级区划到乡，全国中药区划一般应保持县级行政区划的完整性。

（三）中药区划的分区系统与命名

中药区划采用二级分区系统。一级区主要反映各中药资源区不同的自然、经济条件和中药资源开发利用与中药生产的地域差异；在一级区内根据中药资源优势种类、组合特征以及生产发展方向与途径的不同划分二级区。一级区、二级区均采用三段命名法命名：一级区为地理方位+热量带+药材发展方向；二级区为地理位置+地貌类型+优势中药资源名称。

根据中药区划分区系统，全国共划分出9个一级区和28个二级区。

1. 东北寒温带、中温带野生及家生中药区

（1）大兴安岭山地赤芍、防风、满山红、熊胆区。

（2）小兴安岭与长白山山地人参、五味子、细辛、鹿茸、蛤蟆油区。

2. 华北暖温带家生及野生中药区

（1）黄淮海辽平原金银花、地黄、白芍、牛膝、酸枣仁、槐米、北沙参、板蓝根、全蝎区。

（2）黄土高原党参、连翘、大黄、沙棘、龙骨区。

3. 华东北亚热带、中亚热带家生及野生中药区

（1）钱塘江、长江下游山地平原浙贝母、延胡索、菊花、白术、西红花、蟾酥、珍珠、蕲蛇区。

（2）江南低山丘陵厚朴、辛夷、郁金、玄参、泽泻、莲子、金钱白花蛇区。

（3）江淮丘陵山地茯苓、辛夷、山茱萸、猫爪草、蜈蚣区。

（4）长江中游丘陵平原及湖泊牡丹皮、枳壳、龟甲、鳖甲区。

4. 西南北亚热带、中亚热带野生及家生中药区

（1）秦巴山地、汉中盆地　当归、天麻、杜仲、独活区。

（2）川黔湘鄂山原山地　黄连、杜仲、黄柏、厚朴、吴茱萸、茯苓、款冬花、木香、朱砂区。

（3）滇黔桂山原丘陵　三七、石斛、木蝴蝶、穿山甲区。

（4）四川盆地　川芎、麦冬、附子、郁金、白芷、白芍、枳壳、泽泻、红花区。

（5）云贵高原　黄连、木香、茯苓、天麻、半夏、川牛膝、续断、龙胆区。

（6）横断山、东喜马拉雅山南麓　川贝母、当归、大黄、羌活、重楼、麝香区。

5. 华南南亚热带、北热带家生及野生中药区

（1）岭南沿海、台湾北部山地丘陵　砂仁、巴戟天、化橘红、广藿香、安息香、血竭、蛤蚧、穿山甲区。

（2）雷州半岛、海南岛、台湾南部山地丘陵　槟榔、益智、高良姜、白豆蔻、樟脑区。

（3）滇西南山原　砂仁、苏木、儿茶、千年健区。

6. 内蒙古中温带野生中药区

（1）松嫩及西辽河平原　防风、桔梗、黄芩、麻黄、甘草、龙胆区。

（2）阴山山地及坝上高原　黄芪、黄芩、远志、知母、郁李仁区。

（3）内蒙古高原　赤芍、黄芪、地榆、草乌区。

7. 西北中温带、暖温带野生中药区

（1）阿尔泰、天山山地及准噶尔盆地　伊贝母、红花、阿魏、雪荷花、马鹿茸区。

（2）塔里木、柴达木盆地及阿拉善、西鄂尔多斯高原　甘草、麻黄、枸杞子、肉苁蓉、锁阳、紫草区。

（3）祁连山山地　秦艽、羌活、麝香、马鹿茸区。

8. 青藏高原野生中药区

（1）川青藏高山峡谷　冬虫夏草、川贝母、大黄、羌活、甘松、藏茵陈、麝香区。

（2）雅鲁藏布江中游山原坡地　胡黄连、山莨菪、绿绒蒿、角蒿区。

（3）羌塘高原　马勃、冬虫夏草、雪莲花、熊胆、鹿角区。

9. 海洋中药区

（1）渤海、黄海、东海　昆布、海藻、石决明、海螵蛸、牡蛎区。

（2）南海　海马、珍珠母、浮海石、贝齿、玳瑁区。

附：中国各省（区）中药区划的分区系统与命名

编号	各省（区）	区划系统与命名	
1	北京市中药区划	①西部和北部山地药材区	②东部、南部平原药材区
2	天津市中药区划	①北部山地野生药材区	②中部平原药材种植区
		③东部滨海滩涂药材区	
3	河北省中药区划	①坝上高原野生药材区	②燕山山地丘陵野生药材区
		③冀西北山间盆地野生药材区	④太行山山地丘陵野生药材区
		⑤燕山山麓平原家种药材区	⑥ 太行山山麓平原家种药材区
		⑦ 低平原家野药材区	⑧ 滨海平原野生药材区
4	山西省中药区划	①北部干草原黄芪、麻黄道地药材区	②黄土高原半干旱森林草原甘草、酸枣仁药材区
		③吕梁山西部、黄河沿岸党参、地黄、山药、连翘区	
5	内蒙古自治区中药区划	①大兴安岭、贺兰山地森林药材区	②大兴安岭东麓丘陵平原家生、野生药材区
		③大兴安岭西部、阴山北部高原草原药材区	④蒙西高原荒漠药材区
		⑤阿拉善西部胡杨、柽柳药材区	
6	辽宁省中药区划	①辽东人参、细辛、鹿茸、五味子道地药材区	②辽西北低山丘陵与沙地甘草、麻黄、黄芩药材区
		③辽西南酸枣、苍术、黄芩、远志、桔梗及水产药材区	

续表

编号	各省（区）	区划系统与命名	
7	吉林省中药区划	①东部长白山珍稀地道药材区	②中部丘陵台地（平原）大宗药材区
		③西部平原蒲黄、甘草、防风生产区	
8	黑龙江省中药区划	①大小兴安岭药材区	②张广才岭、老爷岭药材区
		③三江（兴凯）平原药材区	④松嫩平原药材区
9	上海市中药区划	①江中沙岛大宗药材发展区	②金、奉、南野生药材区
		③近郊及市区药材开发区	④西部低洼水生、湿生药材区
10	江苏省中药区划	①宁镇杨低山丘陵道地药材区	②太湖流域“四小”药材区
		③沿海滩涂家生野生药材区	④中部水网地区水生湿生药材区
		⑤徐淮平原家种药材区	
11	浙江省中药区划	①浙北、浙西北平原、丘陵山地花果类药材区	②浙中丘陵盆地家生、野生药材区
		③浙南山地木本药材及南药材区	④浙东沿海鳞茎类、块茎类药材区
12	安徽省中药区划	①淮北平原家种药材区	②江淮丘陵岗地家生、野生药材区
		③皖西山地森林动、植物药材区	④沿江丘陵湖泊平原药材区
		⑤皖南丘陵山地动、植物药材区	
13	福建省中药区划	①闽西北低山盆谷野生药材区	②闽中中低山野生药材区
		③闽东沿海丘陵盆地药材区	④闽东南沿海平原丘陵家种海洋药材区
		⑤闽南沿海南药、海洋药材区	⑥ 闽西南中低山盆谷野生药材区
14	江西省中药区划	①赣北鄱阳湖平原药材区	②赣西北丘陵山地药材区
		③赣东北山地丘陵药材区	④赣中丘陵山地药材区
		⑤赣南山地丘陵药材区	
15	山东省中药区划	①胶东低山、丘陵家、野、海产药材区	②渤海平原家、野药材区
		③鲁西、鲁北平原家、野药材区	④湖东平原、洼地、丘陵家、野、水产药材区
		⑤临郯家种水产药材区	⑥ 鲁中南中、低山、丘陵家、野药材区
16	河南省中药区划	①豫北太行山山楂、党参、酸枣仁区	②豫北、豫东北黄河平原“怀药”、红花、金银花药材区
		③豫东南淮北平原白芍、白芷、半夏、天南星巩固发展区	④豫南大别山、桐柏山区茯苓、桔梗、猫爪草、栀子发展区
		⑤豫西南盆地麦冬、延胡索、射干种植区	⑥ 豫西伏牛山区山茱萸、辛夷、丹参、柴胡发展区
		⑦ 豫西丘陵密银花、款冬花恢复发展区	
17	湖北省中药区划	①鄂西北山地麝香、黄连、杜仲区	②鄂北岗地麦冬、半夏、丹参区
		③鄂中丘陵蜈蚣、桔梗、酸枣仁区	④鄂东北低山丘陵茯苓、桔梗、菊花区
		⑤鄂西南山地黄连、贝母、厚朴、党参区	⑥ 汉江平原龟甲、鳖甲、半夏、蟾酥区
		⑦ 鄂东南低山栀子、枳壳、黄柏区	

续表

编号	各省（区）	区划系统与命名	
18	湖南省中药区划	①湘西武陵山地杜仲、木瓜药材区	②湘北洞庭湖平原龟、鳖、芡、莲水生药材区
		③湘西雪峰山地茯苓、天麻区	④湘中长衡岗地丘陵栀子、玉竹、牡丹皮药材区
		⑤湘东罗霄山地丘陵白术、白芷药材区	⑥ 湘南南岭丘陵山地厚朴、黄柏药材区
19	广东、海南省中药区划	①粤北、粤东山地、丘陵药材区	②粤东南丘陵台地药材区
		③珠江三角洲药材区	④粤西丘陵山地药材区
		⑤雷州半岛和海南岛热带药材区	⑥ 南海海产药材区
20	广西壮族自治区中药区划	①桂东北药材区	②桂西北药材区
		③桂中药材区	④桂西南药材区
		⑤桂东南药材区	
21	四川省中药区划	①四川盆地家种药材区	②盆周山地家生野生药材区
		③川西南山地野生家种药材区	④川西高山峡谷野生家种药材区
		⑤川西北高原野生药材区	
22	贵州省中药区划	①黔东北低山丘陵吴茱萸、朱砂、金银花、五倍子、枳壳、栀子药材区	②黔东南中低山丘陵茯苓、穿山甲、桔梗药材区
		③黔南山原山地河谷石斛、三七、艾纳香、通草、乌梅药材区	④黔西高原山地厚朴、半夏、党参、龙胆、乌梅、枳壳药材区
		⑤黔西北中山山地丘陵天麻、杜仲、半夏、龙胆、猪苓药材区	⑥ 黔北山原山地杜仲、黄柏、厚朴、天麻、金银花、桔梗、五倍子药材区
		⑦ 黔中山原山地麝香、天麻、山药、鱼腥草药材区	
23	云南省中药区划	①滇西北高原寒温带云木香、当归、冬虫夏草、麝香药材区	②滇东北高原天麻、雪上一枝蒿及木本药材区
		③滇西中山盆地防风、黄芩、红花、附子药材区	④滇中高原盆地家种药材区
		⑤滇东南岩溶三七、八角茴香、砂仁、草果药材区	⑥ 滇南中山宽谷黄草、龙胆及南药诃子等野生药材区
		⑦ 滇南边缘中低山南药区	⑧ 中北部低热河谷南药区
24	西藏自治区中药区划	①藏东北药材区	②藏东南、喜马拉雅山南麓药材区
		③雅鲁藏布江中游与藏南药材区	④羌塘高原药材区
25	陕西省中药区划	①陕北黄土高原药材区	②关中平原药材区
		③秦巴山地药材区	④太白山中药资源特别保护区
		⑤紫阳富硒药材特别开发区	
26	甘肃省中药区划	①陇南山地当归、纹党、红芪、贝母发展区	②陇东黄土高原甘草、柴胡、款冬花发展区
		③陇中黄土高原党参、款冬花、半夏生产区	④甘南高原秦艽、羌活、马麝、牛黄保护区
		⑤河西走廊甘草、麻黄保护生产区	

续表

编号	各省（区）	区划系统与命名	
27	青海省中药区划	①东部黄土高原野生、家种植物药材区	②青海湖环湖野生、家养家种动、植物药材区
		③柴达木盆地野生兼家种植物药材区	④青南高原野生动、植物药材区
28	宁夏回族自治区中药区划	①六盘山半阴湿药材区	②西海固半干旱黄土丘陵药材区
		③盐池、同心干旱低缓丘陵药材区	④贺兰山林区药材区
		⑤宁夏平原药材区	
29	新疆维吾尔自治区中药区划	①北疆东北部贝母、阿魏、马鹿及家种家养药材区	②北疆中东部野生、栽培药材区
		③南疆西、北部甘草、紫草、阿魏、罗布麻药材区	④南疆东南部肉苁蓉及民族药区
30	台湾中药区划	①台湾北部、中部药材区	②台湾南部药材区

扫码“学一学”

第四节　道地药材资源

一、道地药材概述

道地药材是指经过中医临床长期应用优选出来的，在特定地域，通过特定生产过程所产的，较在其他地区所产的同种药材品质佳、疗效好，具有较高知名度的药材。

（一）道地药材的涵义

“道地药材”作为专有名词见于《本草品汇精要》，每味药材项下专列“道地”条目。至汤显祖《牡丹亭》中有：“好道地药材”，可见道地药材的概念已经被吸收为文学语言，家喻户晓，妇孺皆知。往前追溯，“道”在唐代用于划分行政区域。在孙思邈的《千金翼方》中，首次采用当时的行政区划“道”来归纳药材产地，并强调：“用药必依土地”之概念。而道地药材作为优质药材的思想则历史更为久远。《本草经集注》中已经明确强调一些药材以某产地“为良”“最佳”“最胜”等。“道地药材”有时也称为“地道药材”，都是对药材货真质优的褒奖和推崇，也是形成当今道地药材完整体系重要的思想和文化基础。

在当代，道地药材与中药资源、中医药文化、地理标识、非物质文化遗产、地方经济等紧密相关，不仅反映了体现中国形象的地理标识，而且包含了中药的技术体系、知识体系和人文特点。

（二）道地药材的特点

1. 是中医药文化的组成之一　中药是在中医药理论指导下应用的药物，反映了中国自然资源及历史、文化等方面的若干特点。中药具有多基源、多品种、多产地、多规格、多成分、多剂型、多途径、多性能、多功效、多用途的特点，是一个复杂系统。从系统科学的角度看，中药复杂系统是环境生态复杂系统、人体复杂系统相互作用的结果，而决定中药复杂系统的关键因素是中药的“品、质、性、效、用”五个要素。品，包括不同来源的品种、加工后的炮制品和实际应用的产品；质，是指中药的质量，包括外在性状质量和内

在品质，内在品质主要包含遗传物质和药效物质；性，指中药的药性，包括四气、五味、升降沉浮、归经、毒性、补泻、润燥、走守、猛缓、动静、刚柔等；效，指中药的功效，包括中药的治疗作用、保健作用和毒副作用；用，指中药的临床应用和应用规律，包括辨证施治、配伍应用、用量用法、使用注意等。其中，中药功效是五个要素的核心，是提高中医药疗效、保障人民健康的根本，也是判断道地药材的重要标志。

2. 具有显著的临床疗效 道地药材的产生和发展，首先是基于显著的临床疗效。可以说，临床疗效是道地药材最重要的特征。例如蓼科大黄属 *Rheum* 在中国西北至西南地区分布多达 43 种，能入药的主要有掌叶组和波叶组的数种植物的根和根状茎。长期研究和临床实践证明，来源于掌叶组的掌叶大黄、唐古特大黄及药用大黄为正品大黄，前两种习称“北大黄”；是甘肃、青海的道地药材，后一种习称“南大黄”，是四川等地的道地药材。而来源于波叶组的藏边大黄、河套大黄、华北大黄、天山大黄等的根和根茎，虽然也含有蒽醌衍生物成分，但不含双蒽酮苷、番泻苷类，故泻下作用很差，药材的横断面除藏边大黄外均无星点，所以都不是正品大黄，仅在部分地区或民间称山大黄或土大黄，一般作兽药用或作工业染料的原料。

3. 具有明确的地域性 道地药材一般特指原产或栽培于某一地区的某种优质正品药材。这些地区有着特定的自然条件，该药材在该地区有一定的集中生产规模，在全国药材市场中享有良好的声誉。因此，道地药材一般在药名前冠以地名，如宁夏枸杞、川贝母、关黄柏、怀地黄、密银花、宣木瓜、浙玄参、杭菊花、茅苍术、建泽泻、阳春砂仁等，以表示其道地产区。也有少数道地药材名前面的地名是指该药材传统的或主要的集散地或进口地，而不是指产地，如藏红花，并非西藏所产，而是最早由西藏进入中国；广木香，原产印度，因从广州进口故名广木香。这种因集散得名的道地药材，其实依然有确切的道地产区，如资丘木瓜，因在宜昌市资丘镇集散而得名，其实道地产区在榔坪镇；又如广木香，后因云南引种栽培成功，广木香之名渐被云木香取代。

4. 具有较高的经济价值 道地药材是其主产地经济的重要组成部分。“民以药为主，地以药为显，药以地为贵”，是道地药材经济的集中刻画。由于生产规模大，成本低，栽培加工技术娴熟，质量上乘，使道地药材在不同产区同一品种的竞争中处于领先地位，带来了巨大的经济效益，加速了当地经济的良性循环。例如河南所产怀牛膝价格高出其他地区所产者近 30%，河南所产密银花的价格是其他产地金银花的两倍。中国的道地药材还大量出口国外创汇。据统计，云南省文山州三七种植业 2014 年产值达 61. 24 亿人民币，三七加工业产值 30. 84 亿元，三七药材出口量达 60 万千克。道地药材在一定程度上带动了当地农业、工业、旅游、出口创汇等方面的经济发展。

二、道地药材的形成原因

道地药材的形成，主要依赖于系统的中医药临床实践、优良的物种遗传基因、特有的自然生态环境和成熟的生产加工技术。

（一）中医药的临床实践是道地药材形成的前提

系统的中医药理论与长期的临床实践是道地药材形成的前提。仅有资源，没有医术，难以成药。中药离开中医理论的指导则不是中药，更谈不上是道地药材。从古到今，中医名家均以货真质优的药材作为增强临床疗效、提高健康服务水平的物质基础。因而，在中

国古代大量的医书医案中无不浸润着对道地药材的精辟论述和推崇赞誉，中国历代医药学名家历经千辛万苦编著的本草著作，更是以道地药材为其特有精华，奠定了形成道地药材坚实的思想基础。

现存最早的药物专著《神农本草经》序中谓："土地所出，真伪新陈，并各有法。"其收载的药物名称中，亦出现巴豆、蜀椒、秦椒、阿胶等带有道地色彩的一些药名，巴、蜀、秦、东阿等均是西周前后的古国名或古地名。《伤寒论》在医方中也应用道地药材，112 首方剂涉及 80 余种中药，其中道地药材阿胶、代赭石、巴豆等广泛用于临床。梁代陶弘景所著《本草经集注》则进一步论述："诸药所生，皆有境界。……自江东以来，小小杂药，多出近道，气力性理，不及本邦。假令荆、益不通，则全用历阳当归、钱塘三建，岂得相似？所以疗病不及往人，亦当缘此故也。"该书对 40 多种常用药材明确以何处所产为"第一""最胜""为佳""为良"等记述，明确地记载了当时的道地药材，也是现今确定道地药材的最原始依据之一。唐《新修本草》对药材的道地性概括为："窃以动植形生，因方舛性。离其本土，则质同而效异。"宋《本草图经》附图常以产地冠名，如"齐州半夏""银州柴胡"等，共 144 处，约 250 种药材。宋《本草衍义》有"凡诸草本昆虫，产之有地，失其地则性味少异"等论述。至明代《本草品汇精要》明确标注道地项，以突出道地药材。《本草纲目》中薄荷"今人药用，多以苏州为胜"，麦冬"浙中来者甚良"，均是对道地药材临床实践的概括。

正是中医药学家长期的临床实践推动了道地药材的发展，近代涌现了一大批经营道地药材的百年老号，如北京同仁堂、杭州胡庆余堂等。道地药材逐渐从专业的医药学家走向民间，成为家喻户晓的中医药文化元素之一，为道地药材的发展提供了强大的社会、经济、文化基础。

（二）优良的物种遗传基因是形成道地药材的内在因素

道地药材的形成，首先取决于种质。药材种质不同，其质量差异很大。以菊花为例，习以安徽亳州、安徽滁州、安徽歙县和浙江桐乡为道地，分别习称"亳菊"、"滁菊"、"贡菊"和"杭菊"。中医临床认为它们各有侧重，其中，亳菊疏风清热，解暑明目，主要供药用；滁菊偏于祛风润燥，药茶皆宜；贡菊和杭菊善于解暑除烦，清肝明目，主要供茶饮，也用于治疗。之所以能形成各具特色的"四大菊花"道地药材，除了生态环境、采收加工外，还有重要的因素是它们的种质不同：四大菊花长期在与生态环境的适应中，形成了四个主要栽培品种：亳菊、滁菊、贡菊和杭白菊。它们在植株、花序等性状以及耐寒等生物学特性方面均有明显差异。

（三）特有的自然生态环境是形成道地药材的外在条件

植物的生长、发育和繁殖，与其环境条件息息相关。中医药体系中能形成道地药材，与中国得天独厚的自然地理条件有关。中国的土地面积位于世界第三，地跨寒温带、温带、亚热带和热带，拥有复杂的气候和地理条件，由于第四纪冰川的侵蚀较轻，有丰富的生物多样性，使中国拥有得天独厚的自然生态环境。药材的质量与自然环境密切相关。特定的自然环境条件是形成道地药材极为重要的外在因素。其中，土壤和气候对道地药材形成有显著的影响。

土壤是生物与非生物之间进行物质与能量移动和转化的基本介质，更是形成道地药材的天然基础。品质优良的道地药材通常需要特有的土壤类型。有的道地药材对土壤的选择

性很强而使最佳的栽培地区更为集中。如怀牛膝的最佳栽培地在河南省武陟县，其中以西陶乡、大封乡最好，因该地受黄河、沁河多次泛滥和改道的影响，土层深厚，土壤肥力强，使牛膝根可长达1.5m，且侧根、须根少，油性足，成色好，当地称为“怀参”，长期受到国内外药商的青睐。

气候对道地药材质量的形成具有密切的相关性。大多数道地药材对温度的需求有一定的范围，当温度达到或接近药材耐受的极限时，药材的生长、产量和质量即受到限制。如人参、西洋参的适宜生长温度是10～34℃，超过35℃时茎叶会灼伤以至枯死。益智在花期对温度敏感，适宜温度为24～26℃，22℃以下开花少，低于10℃时不开花。湿度也对道地药材的品种产生影响，如灰色关联分析表明：泽泻生育期内的平均相对湿度是影响泽泻有效成分2，3-乙酰泽泻醇B含量的主导气候因子。

环境因素对形成道地药材的影响是综合性的，各种环境因素绝不是孤立地影响植物，而是在某一特定区域内构成的一种连续变化的综合环境条件中作为较强因素起作用。如果环境条件发生变化，也将会改变药材的地道性特征，甚至使其品质和药效降低。例如中药材青蒿（黄花蒿）由于产地不同，环境条件有异，青蒿素的含量差异很大，生长在南方如四川、广东、海南、广西等地的黄花蒿中青蒿素的含量较生长于北方地区者高得多。

（四）成熟的生产技术是形成道地药材的可靠保证

除少数道地药材是来自野生资源外，大多数均来源于栽培或驯养，其中栽培品所占比例较大，如人参、三七、地黄、川芎、当归等。这些道地药材的栽培历史悠久，有的已经形成优良的栽培品种，具有完备的栽培技术和采收加工技术，形成了成熟的生产技术。

种子种苗的质量在药材生产中具有重要的地位。道地药材的栽培对种子种苗的采收、保存、处理都具有特定的要求。例如，在道地产区采收当归种子时，要求当种子由红转为粉白色时分批采收，并以3年生当归的种子留种。实践证明，如过熟呈枯黄色的当归种子播种后容易提早抽薹，长期使用提早抽薹的植株所结的种子，育苗抽薹率就高。

科学完善的栽培管理和病虫害防治技术保证了道地药材正常的生长发育和优良的品质，大多数道地药材的种植都具有独到的技术特点。如在伊贝母栽培生产中，采用适当降低土壤含水量、增施氮、磷肥料以及降低光照强度等技术措施，均可不同程度地提高其鳞茎中的生物碱含量。经研究实践，在种植川贝母之前先种一季大蒜，可以有效地降低其虫害。

经过长期实践和经验总结，确定了道地药材的最佳采收期并掌握了最适宜的加工方法，保证了道地药材的品质与产量。如杭菊花的主产地浙江桐乡一带于11月分3批采收的菊花，采摘花色洁白、花瓣平直、花心散开60%～70%者，并注意选择晴天露水干后或下午进行，不采露水花，以免引起腐烂；采用蒸法加工时，锅水分次少加，以免水沸影响质量，蒸花时间4～4.5分钟，过快易致生花变质；晒干时强调未干不翻动，晚收不叠压，晒3天翻身1次，6～7天后贮藏数天再晒1～2天，至花心变硬即可。如此采收加工，有效地保证了杭菊花朵大瓣阔、色白芯黄、清香甘醇的道地性状。

三、道地药材的发展变迁

（一）发展变迁的概况

道地药材指的是特定产区的优质药材，但是道地药材的产地并不是一成不变的，很多道地药材的产地都存在着或者存在过道地产区的变迁。古代就有药材道地产区变迁的情况，

如人参，《名医别录》称其“生上党川谷及辽东”，而今天的人参的主要产地是中国的东北、朝鲜半岛以及前苏联等远东地区，和古代的道地产区山西上党已经相距甚远。现在也有一些药材产地正在发生变化，很多新的优质产区逐渐被人们发现，同时现代的 GAP 规范化药材种植也在寻找一些适合发展规范化种植的新地区。如在贵州赤水新建设了金钗石斛的 GAP 生产基地，并于 2006 年经原国家质量监督总局批准注册了道地药材地理标志“赤水金钗石斛”。类似的道地药材产地还有“商洛丹参”“平利绞股蓝”等；而上海的西红花 GAP 基地，也使西红花成为上海的道地药材。由此可见，因为不同的原因，药材的道地产地一直存在着变迁，有的道地产区逐渐消失，而新的道地产区渐渐发展，又时还会出现一个药材多个道地产区的多道地性。但是，总体而言，道地产地的形成，最终还是取决于药材的品质与数量。

（二）发展变迁的方式

道地药材涉及两个重要元素，一是种质，二是产区。道地药材在历史长河中经历了沿革与变迁。有的道地药材种质与产区一直代代相传，未发生变迁，如宣木瓜，自《本草图经》记载：“木瓜处处有之，而宣城者为佳。”此后历代本草均以安徽宣城所产为道地。但是，一些道地药材在形成和发展过程中，常受政治、地理、文化、交通、科学技术、临床应用及植物分类水平等诸多因素的限制，其种质与产区常常发生变迁，有的道地药材种质不变，产区发生变迁，有的则是产区不变而种质发生变迁，有的则是种质与产区均发生变迁，正与李时珍说：“古今药物兴废不同”。

1. 种质不变，产区发生变迁

（1）原道地产区资源濒危，其他地区演变为新的道地产区　如在早期的记载中，人参以山西上党与辽东均为道地产区。《名医别录》中就有人参“生上党山谷及辽东。”之说，《本草经集注》载：“上党郡在冀州西南，今魏国所献即是，状如防风，多润实而甘。……人参生一茎直上，四五叶相对生，花紫色。”多部本草的描述均可说明古代人参的产地上党、辽东并存。但从清代开始，山西上党人参逐渐消失，尤其是乾隆皇帝曾在为人参所写颂诗的自注中说：“昔陶弘景称人参上党者佳，今惟辽阳、吉林、宁古塔诸山中所产者神效，上党之参直同凡卉矣。”可以认为，人参的主要产区在清代由上党、辽东并立，而变迁为东北了，直至今日。究其原因，森林被大量砍伐，导致人参生长环境的极大破坏，有可能也是人参在上党等地绝迹的重要原因之一，使原有的道地产区随之不复存在。

（2）经引种栽培，产生新的道地产区　三七原为野生，以广西百色地区为道地。20 世纪 30 年代，云南文山大规模种植并逐渐形成规模。三七今主产于云南文山、红河、玉溪、曲靖等地，质量优良。砂仁，原名缩砂蜜，唐代主要依靠进口，宋代广东开始引种，历代以阳春为道地。云南西双版纳又从广东阳春引种，成为主产区之一。

2. 产区不变，种质发生变迁　道地药材的种质常随产区变迁而变迁，只有少数种类产区不变而种质发生变迁。如古代将银柴胡列入柴胡项下，据考证宋代记载银州柴胡为柴胡属植物，明代石竹科银柴胡开始出现，至《神农本草经疏》记载银柴胡功效是专治劳热骨蒸，与伞形科柴胡以解表发散之功有别。清《本草逢原》则将柴胡与银柴胡分条并列。现今银柴胡与古代的银州柴胡，虽然产区相同，但是已经由伞形科柴胡属植物演变为石竹科银柴胡了。

3. 种质与产区均发生变迁

（1）种质出现分化，产区与种质相应变迁　有些道地药材最初仅有一种名称，而后伴

随时代的变迁，发生了品种的分化。如药材贝母，在明代以前仅言贝母而无川、浙之分，仅有少量产地和临床疗效的不全面记载，《本经逢原》即有“贝母川产味甘，最佳；西产味薄，次之；象山者微苦，又次之。”之说。至《滇南本草》苦马菜条附案中首次出现川贝母名。当人们逐渐认识到川、浙所产贝母在功效上的明显区别后，贝母即被分化为川、浙两大类。目前，贝母品种又进一步分化，《中华人民共和国药典》将主产于四川的川贝母、主产于浙江的浙贝母、主产于新疆的伊贝母、主产于东北的平贝母分条记述，这是由于功效不同所致品种分化。

（2）道地药材因野生资源濒危，种质与产区被迫变迁　如黄连，古代长期以“宣黄连”为道地，宣黄连特指分布于与安徽宣城相邻的部分皖南山区和毗邻的浙江西北山区的短萼黄连 *Coptis chinensis* var. *brevisepala*。该地区的短萼黄连品质优异，作为道地药材上可追溯到约536年的《本草经集注》，下可至1803年的《本草纲目拾遗》。如唐《新修本草》载：“江东者节如连珠，疗痢大善”。《本草图经》载：“今江、湖、荆、夔州郡亦有，而以宣城者为胜”。但是一直依靠对野生资源的采挖，导致宣黄连资源渐渐枯竭。致使黄连道地药材在明清时期开始以四川为道地，种质也由短萼黄连改为黄连 *C. chinensis*。

（3）道地药材因产区变迁，种质相应改变　如延胡索，始载唐《本草拾遗》。据本草考证，唐宋时期延胡索以东北野生品为道地，经考证应为齿瓣延胡索 *Corydalis turtschaninovii*。明代《本草品汇精要》在道地项下以江苏镇江为佳。明《本草纲目》记载江苏茅山有延胡索栽培，根据其附图和文字描述，应为延胡索 *C. yanhusuo*。《本草原始》认为茅山延胡索为道地。《本草乘雅半偈》中记载浙江杭州也产延胡索。近代以来，延胡索道地产区进一步南移，以浙江为道地。自唐以来，延胡索从东北迁为江苏，再南移至浙江；种质也由齿瓣延胡索变为延胡索，并由野生品改为栽培品。

（4）发现了更优质的种质，道地药材种质及产区均相应改变　如紫草，始载《神农本草经》，列为中品，历代本草所记载的原植物均为紫草科植物紫草 *Lithospermum erythrorhizon*，习称为“硬紫草”，《名医别录》记载：“生砀山山谷及楚地”，《博物志》记载；“平氏阳山紫草特好。”而现今紫草商品为“软紫草”，为历代本草均未记载的同科植物新疆紫草 *Arnebia euchroma*。软紫草是20世纪中叶以后被开发利用的大宗药材，其根条肥大，松软易碎，气味特殊，色素含量为硬紫草的3.5倍，其抑菌种类和强度也大于硬紫草，被认为品质最佳。紫草因种质变化，产区也转移到新疆、内蒙古等地。

四、各地道地药材品种概述

（一）东北、华北地区道地药材

1. 人参　为五加科植物人参 *Panax ginseng* C. A. Mey. 的干燥根及根茎。《名医别录》载人参生上党山谷及辽东。《本草纲目》载：“上党，今潞州也，民以人参为地方害，不复采取，今所用皆是辽参。”由此可见唐宋以前山西所产人参为佳，由于生态环境被破坏，此后以东北产者为主。野生人参分布于北纬40°～48°、东经117°～137°具有海洋性气候的部分山区，主产于俄罗斯、中国东北和朝鲜半岛；栽培人参主产于吉林、辽宁、黑龙江，以吉林长白山所产质量最佳。

2. 五味子　为木兰科植物五味子 *Schisandra chinensis*（Turcz.）Baill. 的干燥成熟果实，习称“北五味子”。始载于《神农本草经》，列为上品。《本草经集注》载：“今第一出高丽，多肉而酸甜；次出青州、冀州，味过酸其核并似猪肾。”《本草纲目》载：“五味今有南北之分，南产者色红，北产者色黑，入滋补药必用北产者乃良。”东北大、小兴安岭及长白山地区为其最适宜区。现主产于东北，河北、山东一带也是五味子的产区；以辽宁产者油性大、紫红色、肉厚、气味浓、质量最佳，有“辽五味”之称。

3. 鹿茸　为鹿科动物梅花鹿 *Cervus nippon* Temminck 或马鹿 *C. elaphus* Linnaeus 的雄鹿未骨化密生茸毛的幼角，前者习称“花鹿茸”，后者习称“马鹿茸”。始载于《神农本草经》，列为中品。《图经本草》云：“今有山林处处皆有之。”《增订伪药条辨》载“东三省及青海、新疆产均佳。”《药物出产辨》载“产中国边境，长白山为最佳，关东亦佳。”现今“花鹿茸”主产于辽宁、吉林、河北，以家养为主；“马鹿茸”主产于黑龙江、吉林、内蒙古，以野生为主。

4. 党参　为桔梗科植物党参 *Codonopsis pilosula*（Franch.）Nannf.、素花党参 *C. pilosula* Nannf. var. *modesta*（Nannf.）L. T. Shen 或川党参 *C. tangshen* Oliv. 的干燥根。始载于《本草从新》，据载：“参须上党者佳，……根有狮子盘头者真，硬纹者伪也。”《植物名实图考》记载：“山西多产。长根至二三尺，蔓生，叶不对，节大如手指，野生者根有白汁，秋开花如沙参，花色青白，土人种植为利，气极浊。”由此可见山西为党参的主要产区。现主产于山西、陕西、甘肃、四川等地，其中党参 *C. pilosula*（Franch.）Nannf. 为商品党参的主要品种，以山西“潞党”为道地。

5. 地黄　为玄参科植物地黄 *Rehmannia glutinosa*（Gaertner）Libosch. ex Fisch. 的新鲜或干燥块根。始载于《神农本草经》：“生咸阳川泽，黄土地者佳，二月、八月采根。”明《本草品汇精要》载：“今怀庆者为胜。”《本草纲目》载：“江浙壤地黄者，受南方阳气，质虽光润机时力微；怀庆府产者，禀北方纯阴，皮有疙瘩而力大”，“今人惟以怀庆地黄为上，亦各处随时兴废不同尔。”《本草从新》谓：“以怀庆肥大而短，糯体细皮，菊花心者佳。”由此可见地黄原出咸阳，后发展成为河南怀庆府的道地品种，习称“怀地黄”，为四大怀药之一，量大质优。现地黄多栽培，除河南外，山西、河北、内蒙古、山东等地亦产。

（二）西北地区道地药材

1. 黄芪　为豆科植物蒙古黄芪 *Astragalus membranaceus*（Fisch.）Bge. var. *mongholicus*（Bge.）Hsiao 或膜荚黄芪 *A. membranaceus*（Fisch.）Bge. 的干燥根。原名黄耆，始载于《神农本草经》，列为上品。陶弘景谓：“第一出陇西洮阳，色黄白甜美，今亦难得。”《本草图经》云“今河东（山西境内黄河以东统称）、陕西州郡多有之。”《汤业本草》中记载“绵上即山西沁州（今山西沁源），黄芪味甘，柔软如绵，能令人肥”。清代《本草求真》谓“出山西黎城”。由此可见山西为中国黄芪的道地产区，目前主要分布在山西浑源、繁峙，甘肃岷县，内蒙古武川、武东及黑龙江等地。

2. 甘草　为豆科植物甘草 *Glycyrrhiza uralensis* Fisch.、胀果甘草 *G. inflata* Bat. 或光果甘草 *G. glabra* L. 的干燥根及根茎。始载于《神农本草经》，列为上品，素有“十方九草，无草不成方”之说。《千金翼方·药出州土》出甘草者有岐州、并州、瓜州，位置在今陕西、山西、甘肃。《本草图经》云：“今陕西河东州郡皆有之。”《药物出产辨》云：“产内蒙古，俗称王爷地。”今以内蒙古伊盟的杭旗一带、巴盟的橙口、甘肃以及宁夏的阿拉普旗一带所产品质最佳，新疆产量最大，产于杭旗的“梁外草”被誉为优质道地药材。

3. 枸杞子　为茄科植物宁夏枸杞 *Lycium barbarum* L. 的干燥成熟果实。始载于《神农本草经》，列为上品。李时珍谓："古者枸杞、地骨取常山者为上，其他丘陵阪岸者皆可用。后世惟取陕西者良（包括宁夏），而又以甘州者为绝品。"《弘治宁夏新志》（1501 年纂修）物产部分有枸杞子作为贡品的记载，清《中卫县志》有"枸杞宁安一带家种杞园，各省入药甘枸杞皆宁产者也"，又据《朔方道志》记载"枸杞宁安堡产者佳。""宁安"即今宁夏中宁县境。可见枸杞子是宁夏著名道地药材。枸杞子现主产于宁夏、青海、新疆、内蒙古等省区，尤以宁夏中宁枸杞最为著名。

4. 肉苁蓉　为列当科植物肉苁蓉 *Cistanche deserticola* Y. C. Ma 或管花肉苁蓉 *C. tubulosa*（Schrenk）Wight. 的干燥带鳞叶的肉质茎。始载于《神农本草经》，列为上品。《名医别录》载："肉苁蓉生河西（今河西走廊与湟水流域，甘肃、陕西及内蒙古西部）山谷及代郡、雁门"，《本草经集注》："河南（今甘肃西南部黄河以南地区）间至多。今第一出陇西（今甘肃临洮县南），形扁广，柔润多花而味甘；次出北国者（陕西、山西一带），形短而少花。巴东建平亦有，而不如也"。《本草图经》："今陕西州郡多有之，然不及西羌界（（今甘肃西部、青海东部）中来者，肉厚而力紧。"可见本草所载肉苁蓉主产于甘肃、陕西、内蒙古西部、山西、河北及青海东部，多生于荒漠、沙漠地区，现主产于甘肃、宁夏、青海、内蒙古西部及新疆等地。

5. 当归　为伞形科植物当归 *Angelica sinensis*（Oliv.）Diels 的干燥根。《名医别录》云："当归生陇西（今甘肃临洮）川谷，二月八月采根阴干。"《本草图经》除前述之文州当归外，又提到川产者："今川蜀，陕西诸郡及江宁府，滁州皆有之，以蜀者为胜。"《本草纲目》云："今陕、蜀、秦州（今甘肃）、汶川诸州人多栽莳为货，以秦归头圆，尾多紫色，气香肥润者名马尾归，最胜他处。"可见甘肃自古为当归的道地产区。现当归主产于甘肃岷县、渭源、漳县、武都、文县一带及云南省曲靖市沾益县，其中以岷县所产"岷归"产量大、质量最佳。

6. 大黄　大黄来源于蓼科植物掌叶大黄 *Rheum palmatum* L.、唐古特大黄 *Rh. tanguticum* Maxim. et Balf. 或药用大黄 *Rh. officinale* Baill. 的干燥根及根茎。大黄以色得名，《神农本草经》列为下品，谓其有"荡涤肠胃，推陈致新"之功，又名"将军"。早期大黄产地即有南北两种，《吴普本草》云："或生蜀郡北部，或陇西"。现北大黄（掌叶大黄及唐古特大黄）以甘肃、青海为道地，南大黄（药用大黄）以四川为道地产区。主产于甘肃卓尼、礼县，陕西的勉县、西乡、镇巴、留坝，四川马尔康以及西藏、青海、宁夏、湖北、湖南、山西、云南、贵州等地，其中甘肃产量占全国总量的 60% 左右。

7. 冬虫夏草　本品为麦角菌科真菌冬虫夏草菌 *Cordyceps sinensis*（Berk.）Sacc. 寄生在蝙蝠蛾科昆虫幼虫上的子座及幼虫尸体的复合体。始载于《本草从新》，曰："四川嘉定府所产者最佳。云南、贵州所出者次之。"《本草纲目拾遗》记载："出四川江油县化林坪，夏为草，冬为虫。"《闻见瓣香录》云："冬虫夏草，出四川嘉州、打箭炉（四川省甘孜藏族自治州的康定县）等处。"由此可见四川历来即是冬虫夏草的道地产区，现主产于四川西北部、青海、西藏东南部及甘肃东南部、贵州、云南等地，其中以西藏质量最优，四川产量最大，质量亦优。

（三）华东、华中地区道地药材

1. 浙贝母　为百合科植物浙贝母 *Fritillaria thunbergii* Miq. 的干燥鳞茎。清代赵学敏《本草纲目拾遗》始明确将浙贝母与川贝母分开，引《百花镜》谓："浙贝出象山，俗呼象

贝母。皮糙微苦，独颗无瓣，顶圆心斜。入药选圆白而小者佳。”又引叶阁斋云：“宁波象山新出贝母，亦分二瓣，味苦而不甜，其顶平而不尖，不能如川贝之象荷花蕊也”。《药物出产辨》云：“浙贝母，产浙江宁波府”。为浙江著名道地药材“浙八味”之一，主产于浙江鄞州、磐安、象山以及江苏大丰、海门和安徽广德、宁国等地。

2. 牡丹皮　为毛茛科植物牡丹 *Paeonia suffruticosa* Andr. 的干燥根皮，栽培品。始载于《神农本草经》，列为中品。《四声本草》记载：“和州（今安徽和县、含山等地）、宣州（今安徽皖南一带）者并良。”《日华子诸家本草》曰：“巴、蜀、渝、合州者上、海盐者次之。”《本草品汇精要》称：“道地巴蜀、剑南、合州、宣州并良。”据《铜陵县志》记载，铜陵引种栽培牡丹已有近千年的历史。可见本草记载牡丹皮的产地有安徽、四川等地。现牡丹皮主产于安徽、四川、甘肃、陕西、湖北、湖南、山东、贵州等省，以安徽铜陵的凤凰山为道地产区，习称“凤丹皮”。经研究发现“凤丹”来源于 *Paeonia ostii* T. Hong et J. X. Zhang，从源头上澄清“凤丹“的种质，有利于保护和发展地道药材。

3. 茯苓　为多孔菌科真菌茯苓 *Poria cocos*（Schw.）Wolf 的干燥菌核。《神农本草经》将其列为上品。古代药用茯苓以野生资源为主，人工栽培历史可追溯至1500年前南北朝时期，至明代中期才在湖北、安徽、河南交界的大别山区形成较大规模，成为中国最早的茯苓栽培产地和传统道地产区。现茯苓主产于湖北罗田、英山、麻城，安徽金寨、霍山，云南丽江、玉龙，河南商城、新县，四川米易、德昌、会理等地，其中栽培者以安徽产量较大，称“安苓”，野生者以云南质量为佳，称“云苓”。

（四）华南地区道地药材

1. 砂仁　为姜科植物阳春砂 *Amomum villosum* Lour.、海南砂 *A. longiligulare* T. L. Wu.、绿壳砂 *A. villosum* Lour. var. *xanthioides* T. L. Wu. et S. J. Chen 的干燥成熟果实。始载于《药性论》，原名缩砂蜜。《本草蒙荃》曰：“缩砂蜜……产波斯国中，及岭南山泽”，《增订伪药条辨》云：“缩砂即阳春砂，产广东肇庆府阳春县者名阳春砂，……为最道地。广西出者名西砂……”。可见其传统道地产区为今广东、广西。砂仁阳春砂主要分布于广东、云南、广西、贵州、四川、福建，以广东阳春、阳江产者为道地药材；海南砂仁主产于海南澄迈、屯昌及广西博白、陆川等地；绿壳砂仁主要产于云南西双版纳、临沧、思茅及广东广宁等地。

2. 蛤蚧　为壁虎科动物蛤蚧 *Gekko gecko* Linnaeus 的干燥体。西汉末《滴轩使者绝代语释别国方言》载：“桂林之中，守宫能鸣者，俗谓之蛤蚧。”《开宝本草》载：“生岭南山谷。”《岭表录异》“广西横州甚多蛤蚧”。可见广西自古就是蛤蚧的传统道地产区。现蛤蚧主产于广西的南宁、百色、宜山，广东的怀集、云浮、从化，云南的西双版纳、红河、文山苗族自治州等地，其中广西所产的蛤蚧占全国产量的90%。进口蛤蚧主产地为越南、缅甸、泰国、柬埔寨、印度尼西亚。蛤蚧背部灰黑色或银灰色，有黄白色或灰绿色斑点（国产蛤蚧），或砖红色斑点（进口蛤蚧）。

3. 沉香　为瑞香科植物白木香 *Aquilaria sinensis*（Lour.）Gilg 含有树脂的木材。沉香因“木之心节置水则沉”而得名，《名医别录》列为上品，《本草衍义》记载“岭南诸郡悉有之，旁海诸州尤多。”《证类本草》有崖州沉香和广州沉香之分，并引杨文公《谈苑》说“岭南雷州及海外琼崖山中多香树，山中夷民斫采卖与人，其一树出香三等，曰沉香、栈香、黄熟香。”历代本草记载的沉香出自中国广东、海南琼崖及东南亚各国，现沉香分布与本草记载相同，在海南、广东、广西、台湾、福建、云南等地。以台湾、海南所产沉香质

量最佳，是“十大广药”之一。

（五）西南地区道地药材

1. 川芎 为伞形科植物川芎 *Ligusticum chuanxiong* Hort. 的干燥根茎。始载于《神农本草经》，列为上品。川芎之享盛名，始于宋代，《本草图经》记载：“今关陕、蜀川、江东山中多有之，而以蜀川者为胜”。川芎是著名的川产道地药材，产量大、品质优，占全国总产量的90%以上。其生长适宜区集中于四川盆地中央丘陵区的成都平原，尤其是气候温暖湿润、日光充足、雨量充沛的西北边缘。目前，其栽培地集中分布于四川的都江堰、崇州、彭州、郫县、新都等地。

2. 川贝母 为百合科植物川贝母 *Fritillaria cirrhosa* D. Don、暗紫贝母 *F. unibracteata* Hsiao et K. C. Hsia、甘肃贝母 *F. przewalskii* Maxim.、梭砂贝母 *F. delavayi* Ftanch. 或太白贝母 *F. taipaiensis* P. Y. Li、瓦布贝母 *F. unibracteata* Hsiao et K. C. Hsia var. *wabuensis*（S. Y. Tang et S. C. Yue）Z. D Liu, S. Wang et S. C. Chen 的干燥鳞茎，按性状不同分别习称“松贝”、“青贝”、“炉贝”和“栽培品”。贝母始载于《神农本草经》，列为中品。陶弘景曰：“形如聚贝子，故名贝母”。明朝末期，首次明确提到川贝母。《本草从新》记载：“川产最佳，圆正底平，开瓣味甘”。《本草崇原》载贝母出“西川”，“西川”即指四川西北部广大地区。清代《四川通志》载贝母主产“松潘、雅州府理塘、龙安府青川。”由此可见，四川历来为川贝母的道地产区。现主产于西藏南部至东部、云南西北部和四川西部，海拔为3200～4200m地区。

3. 附子 附子为毛茛科植物乌头 *Aconitum carmichaelii* Debx. 的子根的加工品，有盐附子、黑顺片、白附片、淡附片、熟附片、黄附片、挂附片等不同饮片。《本草图经》云：“绵州彰明县（四川江油）多种之，惟赤水一乡者最佳。”李时珍云：“出彰明者即附子之母，今人谓之川乌头也……。”《药物产出辨》谓：“附子和乌头产四川龙安府江油县。”由此可见，附子自古道地产区为现今江油市。今主产于四川江油、安县、平武、青川、北川及布拖，陕西汉中等地。

4. 黄连 为毛茛科植物黄连 *Coptis chinensis* Franch.、三角叶黄连 *C. deltoidea* C. Y. Cheng et Hsiao 或云连 *C. teeta* Wall. 的干燥根茎，习称“味连”、“雅连”、“云连”。始载于《神农本草经》，列为上品。《名医别录》记载：“黄连生巫阳川谷及蜀郡太山之阳。”《新修本草》云：“蜀道者粗大节平，味极浓苦，疗渴为最。”《本草纲目》谓：“今虽吴、蜀皆有，唯以雅州、眉州（今洪雅、峨眉山、雅安等地）者为良。”可见，四川自古以来即为黄连的道地产区。现黄连商品绝大多数来源于栽培，据《洪雅县志》记载，雅连于1740年即在峨眉山已有栽培。味连产于重庆石柱、黔江和湖北利川等海拔1000～1800m之间的山区；雅连分布于四川峨眉及洪雅等海拔1600～2200m之间的山地林下；云连分布于云南怒江流域海拔1500～3000m之间高山寒湿的林荫下。

5. 三七 为五加科植物三七 *Panax notogingseng*（Burk.）F. H. Chen 的干燥根，栽培品。三七始载于《本草纲目》：“生广西南丹诸州番峒深山中”。清代《归顺州志》：“三七……以田州（今百色、田东、田阳等市县）产者为最良”，因而有田七之称。《药物出产辨》记载：“三七，产广西田州为正道地。近日云南多种，亦可用。”可见广西和云南为三七的道地产区。现云南、广西、贵州、四川、湖北、江西、广东等地均有栽培，其中产于云南的三七称“滇三七”，并成为继广西之后三七的新道地产区，以文山产质量为好。

重点小结

一、基本概念

1. 民族药资源　特指以本民族传统的医药理论或实践经验作为应用指导所使用药物的资源。

2. 民间药用资源　特指民间医生用以防病治病的药物或地区性民间（偏方）流传使用药物的资源。

3. 中药区划　是指以中药资源和中药生产地域系统为研究对象，通过分析中药资源区域分布和中药生产特征，依据区域相似性和区级差异性原理，将全国划分成不同等级的区域，以指导中药资源保护管理、开发利用和中药生产。

4. 道地药材　是指经过中医临床长期应用优选出来的，在特定地域，通过特定生产过程所产的，较在其他地区所产的同种药材品质佳、疗效好，具有较高知名度的药材。

二、基本内容

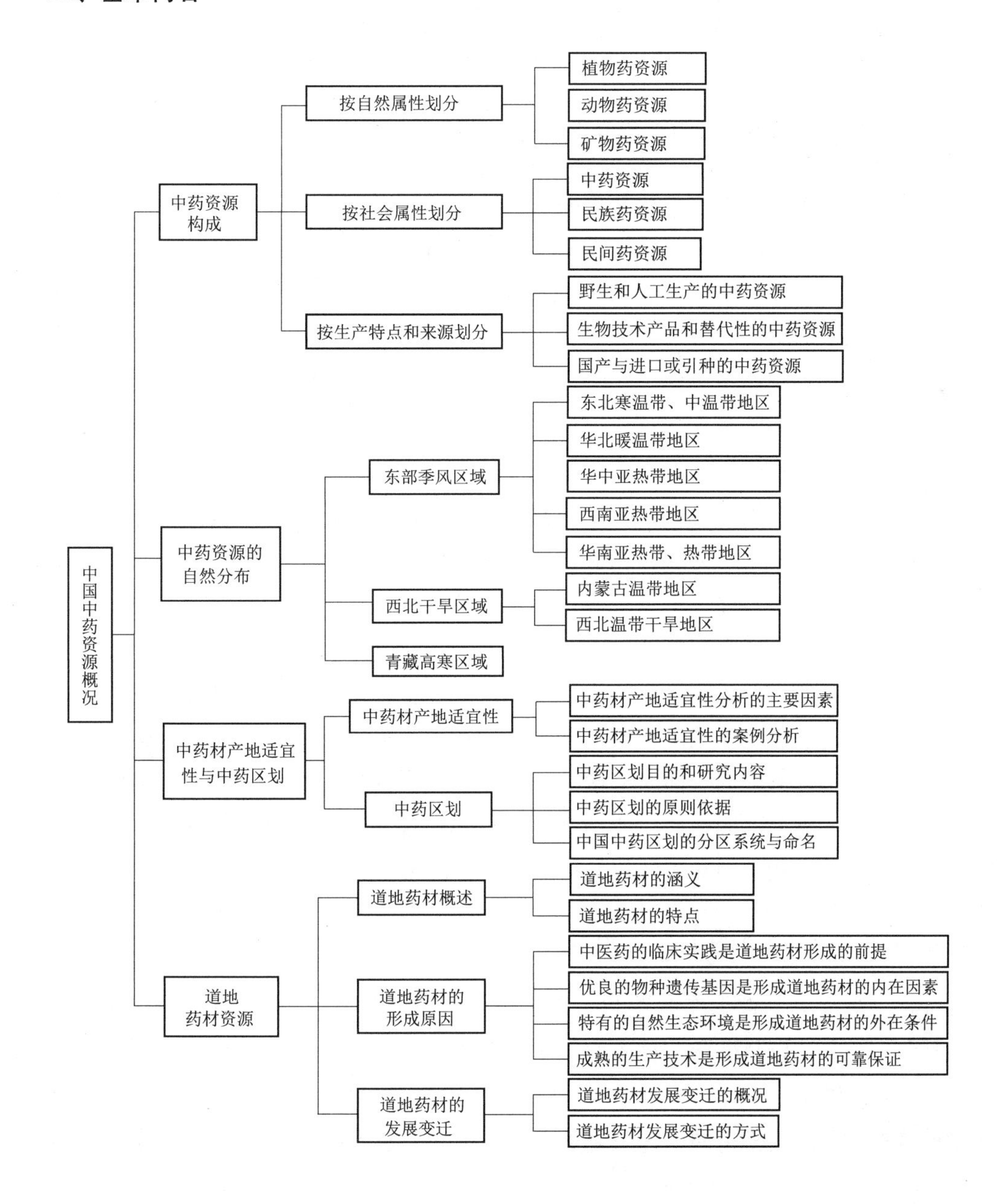

扫码“练一练”

第四章　中药资源的调查与动态监测

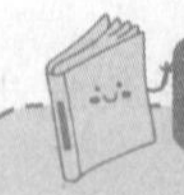

要点导航

1. **掌握**　中药资源调查的内容、方法及动态监测方法。

2. **熟悉**　中药资源调查的准备工作，中药资源图集的绘制及调查报告的编写。

3. **了解**　中药资源调查资料分析与资源质量评价，了解现代新技术在中药资源调查中的应用。

扫码“学一学”

第一节　中药资源的调查

一、中药资源调查的目的和任务

中药资源调查是指对野生、栽培或养殖的药用动、植物以及药用矿物资源进行的调查工作，它是进行中药资源开发利用、保护更新和经营管理等工作的前提和基础。有全国范围内的中药资源调查，也有区域性的中药资源调查。中国曾于1960年、1969年和1983年进行过3次大规模的全国性中药资源调查。国家中医药管理局从2008年12月开始筹备第四次全国中药资源普查相关工作，并于2011年8月组织开展中药资源普查试点工作，2018年开始全面启动，目前已有31个省（自治区、直辖市）正在开展中药资源普查工作。

进行中药资源调查的目的是为了了解和掌握中药资源的现状及发展动态，为合理、充分开发利用中药资源提供信息和依据；为国家和地方政府制定方针、政策、计划以及经济和环境发展规划提供依据，为中药相关的企事业单位制定长期、中期或短期的生产计划提供依据，也可用于检查、评价中药资源开发利用和计划执行情况。调查过程中可能发现的新药源，又可进一步丰富中药资源。

中药资源调查的任务主要是摸清中药资源家底，包括中药资源的品种数量、分布和蕴藏量，为指导生产、制定区域内中药资源保护和利用策略提供依据，为当地中药产业发展规划及决策的制定提供依据。同时了解与中药资源相关的传统知识情况，完善中国传统药物知识信息体系，充分发掘中药民族药及民间药物传统知识的价值，促进中国药用资源的合理利用与保护，对相关的知识产权保护提供依据。

二、中药资源调查的组织与准备工作

为确保中药资源调查工作的顺利、有效进行，在调查开始之前，必须做好准备工作，主要包括组织准备、资料准备、物质准备和技术准备四个方面。

（一）组织准备

中药资源调查的规模不同，涉及到的部门、人员等也有不同。对于大规模的调查如全

国范围内的资源调查，范围较大，涉及到政府、科研院所、企业等不同的管理部门，调查前的组织准备工作极为重要，应着重注意以下几个方面。

1. 申请　在开展调查前应按有关规定向上级主管部门或任务下达部门申请，提交计划任务书。

2. 组建调查组织机构　应组织召开由调查单位和调查区域有关部门参加的准备会议，建立包括野外调查、后勤保障和技术支持等多方面的组织机构。

3. 开展技术培训　调查人员应具备一定水平的专业知识，在此基础上进行技术培训，培训的重点在于生态学知识、药用植物和药用动物方面的相关知识以及仪器、数据库、相关软件的使用方法等。使参加调查的人员熟悉调查方法和技术标准，提高实测、目测和使用仪器的能力，掌握地形图、遥感图像资料和数据库及相关软件的使用方法。

（二）资料准备

1. 自然环境资料的准备　主要是查阅和收集调查地区的地图资料，包括地形图、植被图、土壤图、农业和林业等部门的区划图。大范围的区域性资源调查，还应收集航空照片、卫星照片等遥感资料。

2. 中药材生产和利用资料的准备　收集调查地区药材生产和收购部门的有关经营资料，如历年收购和销售的中药材品种、数量、分布、产地等资料。收集中药材生产方面的文件和统计资料、当地民间使用的中草药品种等的资料。

3. 社会经济状况及其他资料的准备　包括调查地区的人口、社会发展情况，交通运输条件等方面的资料。此外，还应以访问、召开座谈会等形式，向熟悉地方中药资源的相关人员了解情况，为野外调查工作提供有价值的信息。

（三）物质准备

根据调查研究的主要内容进行工具、仪器设备的准备和调试工作，进行相应的质量检查，根据野外调查工作的需要，做好生活物资和安全保障方面的准备工作。例如在有毒蛇分布地区进行调查时，应做好毒蛇防范方面的准备工作。

（四）技术准备

制定调查技术方案和确定取样调查方法为技术准备中较为重要的工作。

1. 确定调查方案和工作计划　明确调查目的、对象、范围、路线、工作时间、参加人员、所采用的方法及预期的成果，确定各单位和部门的职责。

2. 确定调查方法　传统中药资源调查方法包括：①线路调查，标本采集与记录，统计品种数量与分布情况；②样地样方的调查，对目标品种进行蕴藏量的估算。

“3S”技术是现代资源调查的方法之一，由遥感（RS）、全球定位系统（GPS）和地理信息系统（GIS）三者集成，以其快速、方便等特点，在资源调查及监测方面显示出极大的优势。其在农林牧渔等领域资源调查及动态监测方面的应用和推广经验，可为中药资源的动态监测提供理论方法。

三、中药资源调查的基本内容与方法

（一）中药资源调查的基本内容

1. 了解社会经济条件　中药产业是地区经济发展的重要组成部分，它与区域社会的其他部门有着密切联系。一般情况下，区域社会整体发展水平较高时，中药资源的保护、经

营和开发水平也相应较高，中药资源对地方经济的作用也就越重要。因而，在进行中药资源调查时，有必要进行社会经济条件和经营历史状态的调查。

调查中药产业与区域社会其他部门之间的联系；调查中药产业产值占区域总产值的比例，其发展趋势及定位；调查中药产品市场状况，包括中药产品的种类，历年中药野生药材的收购量，栽培或养殖药材产量，市场需求量等；调查中药资源的保护和管理情况，包括历年中药的采收情况、采收方式与数量变化以及是否有利于中药资源的可持续经营；调查中药资源保护和更新的实施情况；调查除中药资源外的其他相关资源利用状况对中药资源的影响，如森林资源、水资源、动物资源、植物加工利用、旅游资源等对中药资源的影响。

2. 熟悉自然条件　自然条件与中药资源关系密切，自然条件对中药资源的形成、演替、生长、数量等都有决定性的作用，而中药资源尤其是药用植物的生长又影响着自然环境。进行中药资源调查时，自然条件的调查主要包括以下内容。

（1）地理环境　即调查地区所在行政区划、经纬度、地形地貌条件（包括山脉、河流、湖泊等）、交通干线等。

（2）气候条件　包括热量、水分、日照、灾害天气情况等。最好是收集调查区域内或附近气象观测站的资料。

（3）土壤条件　包括土壤类型、土壤剖面的形态特征、土壤理化性质和肥力特征、土地利用现状、药用植物和其他植物根系分布状况等。

（4）植被条件　植被是一个地区植物区系、地形、气候、土壤和其他生态因子的综合反映。在调查范围内，对植被类型如森林、草原、沙漠等分别记载其分布、面积和特点。对于拟调查药用植物种类的植物群落，应进行系统调查，调查内容包括：植物种类的组成、优势植物种群及其多度、郁闭度、盖度、频度等。

3. 品种数量、分布情况的调查　是中药资源调查最主要的内容。通过调查，确定调查区域内具有的中药资源种类（品种）数量、分布情况内容。

4. 药材蕴藏量　是中药资源调查的重要内容之一，包括药用动物、药用植物、药用矿物的蕴藏量。

5. 中药资源的更新　药用植物、药用动物资源属于可更新资源，更新方式有自然更新（即自我更新和繁殖）与人工更新。药用植物资源更新调查是为资源的可持续利用和保护、确定合理年允收量等提供重要的技术依据。

（二）中药资源调查的方法

1. 线路调查法　线路调查法是在调查区域内按一定的原则确定若干条具有代表性的线路，沿线路调查，记载药用植物、药用动物的种类，采集药用植物、药用动物标本，观察生境，目测药用植物的多度，估测药用动物的数量等。目的在于掌握一定区域内药用植物、动物资源的种类与分布及种群特征等基本情况。

2. 访问调查法　就是向调查地区有经验的药农、收购员或民间医生等进行书面或口头调查。这种方法是调查工作中不可忽视的重要手段，虽然不够精确，但具有很好的参考价值，是一种重要的辅助调查方法。

3. 详查及样地调查法　详查又称全面调查或详细调查，常在国土资源调查或区域内林业资源调查中使用，是在线路调查的基础上，调查所有的资源种类和贮量。中药资源调查

中，采用的是样地调查，即在调查区域内设置若干个一定面积的样方，然后对样方内的药用资源进行调查，或抽取部分样方统计药用资源的种类、数量和重量，从而推断出整个地区的药用资源种类、数量、分布和蕴藏量。

4. 卫星遥感、航空遥感调查法　对于有一定面积的栽培植物、开阔地区群集性的大中型动物、生活在偏僻地区或人类难以达到的地区的动物或植物，可利用卫星、航空遥感调查进行统计数量和产量。

5. 统计报表调查法　这是一种以统计表格形式和行政手段自上而下布置，而后逐级汇总上报提供基本统计数据的一种调查方式。特别适用于对种、养殖的中药资源调查。如对栽培中药材的调查，在种植时以行政区划为单位，记录种植的面积情况，逐级汇总，得到种植的总面积，根据农户上报的实际采收面积和产量，结合历史资料及气候因素，估计可能产量，得到较为“准确”的数据。这种方法对于生长区域狭小且大面积栽培的药材统计是可行的，1983 年全国中药资源普查时也多采用这种方法。

6. 药用动物资源的驱赶调查法　是以驱赶的方式进行的动物数量的直接计数调查。调查人员以一定路线通过一个区域驱赶出所要调查的动物，记录人员位于测定区域对面边界，并沿测定区域边缘统计被驱赶出来的动物。该方法仅适用于容易步行和有良好可见度的平坦开阔地带。

7. 药用动物资源的粪堆计数法　这种方法的依据是在一定时间内动物粪便的积累与群体密度有关。如大角鹿每 24 小时约排出 13 堆粪便，在一定单位区域中的粪便数可按每头鹿每天排 13 堆粪便计算。用此法先要知道动物在调查地区的居留时间，然后在已知的一段时间内计数。计数在随机抽样的样地（如 $4m^2$ 的圆形样地）或样带上进行。先求出调查样地（带）的平均粪便堆数，再计算单位面积的粪堆数，最后根据单位时间内动物的排粪次数估算动物种群数量。粪堆计数法适用于森林地，但在多雨和蜣螂多的地区不大适宜。因雨水冲洗或动物吞食而会出现较多误差。

8. 比例估算法　是以一个已测定群体的变化为基础，估算种群总量的调查方法。如捕捉一定数量的鸟套上环再释放，当以后某一时期内再看到或捕到这些鸟时，可根据捕捉鸟群中环志鸟与非环志鸟的比例估计其种群数量的大小。

四、药用植物资源调查

（一）野生药用植物资源调查

野生植物资源调查的内容，主要有生态环境、生物群落特征、植物种类及其分布、种群数量特征、药用资源的贮量以及种群的更新能力等。

1. 生态环境调查　对调查区域的地理条件、气候资料、土壤和植被等进行调查，并将调查结果进行整理，记载到相应的表格中。

（1）自然条件调查　包括气候、地理、地形、土壤等条件的调查。通常可以从当地气象、国土、林业等相关部门获取部分资料和数据。

（2）植被特征调查　植被是一个地区植物区系、地形、气候、土壤和其他生态因子的综合表现，主要包括优势种或建群种及其组成、植被外貌、植被分层特征、群落状态、地被植物等内容。

2. 药用植物种类及其种群特征调查　药用植物种类调查是中药资源调查的一项重要内

容。一般情况下，对调查区域进行线路调查，了解药用植物种类的分布规律，采集带有繁殖器官和药用部位的原植物3～5份，并制成腊叶标本（表4-1）。

表4-1　药用植物标本采集记录表

采集号__________　采集者__________　采集时间__________
采集地点：省__________　市（县）__________　乡（镇）__________村
生长环境__________　多度__________　海拔__________　土壤__________
植被类型__________　主要伴生植物__________
高度__________　胸径__________
名称__________　地方名__________　科名__________
学名__________
用途__________

在种类鉴别的基础上，对重要药用植物种群的特征进行进一步调查，包括植物的生长状况（如植株高度、分枝情况和冠辐等），种群密度及其对地面的覆盖程度，种群年龄结构和繁殖特征等。

（1）植物群落　群落的所有植物种类及其个体在空间中的配置状态形成了群落结构。一般根据群落中的优势植物种类来命名。若群落中有分层现象（上、中、下层），每层中取其主要植物命名，同层中种名与种名间用“+”连接，不同层间用“-”连接。

（2）密度　也称多度。是单位面积上某种植物种的个体数量，通常用计数方法测定，通常用株（丛）/m^2表示。也可采用目测法估计，用相对概念来表示，如非常多、多、中等、少、很少等5级，这种方法准确度较差，但操作简便。

（3）盖度或郁闭度　指的是群落中某种植物遮盖地面的百分率，反映了植物在地面上的生存空间，也反映了植物利用环境及影响环境的程度。可分为投影盖度和基面积盖度。投影盖度指植物枝叶在一定地面所形成的覆盖面积占地面积的比例；而基面积盖度一般对乔木而言，通常用基面积或胸高处断面积来表征。

（4）频度　是指某一种植物的个体在调查的区域中出现的百分率，一般采用出现某种植物的样方数与全部样方数之比。它不仅表示该植物在群落中分布的均匀程度，还可以说明该种植物的自然更新情况。

（5）种群年龄结构　指种群中各年龄段中个体数量之间所占的比例。一般主要针对木本或多年生草本药用植物的调查。一年生或二年生草本植物一般不调查。种群的年龄结构对种群繁殖力的发展起着重要作用，在迅速扩张的种群中，中、低年龄组的比例较大；在停滞的种群中，各年龄组处于平均分配状态；而在衰退的种群中，年老的个体可能占大多数。按照种群的年龄比例可绘成年龄金字塔，年龄金字塔的形态指示着种群发展动向。

（6）繁殖特性　主要包括繁殖方式和繁殖力。植物的繁殖方式有有性繁殖和无性繁殖，包括孢子或种子繁殖，也有通过出芽、分蘖等营养繁殖方式。种群的繁殖力与其出生率和死亡率有关。出生率是植物繁殖产生新个体的能力，常用单位时间内出生新的个体数来表示。死亡率是指种群死亡的速率，是种群内数量衰退的因素。种群的大小与其出生率和死亡率有密切关系。如果种群的迁入和迁出一定，出生率>死亡率时，种群数量增加，种群密度加大；出生率<死亡率时，种群数量减少，种群密度减少。

3. 药用植物资源蕴藏量调查

（1）药用植物资源蕴藏量的相关概念

1）药用植物的生物量　是指某一地区某种药用植物的总量，包括药用部分和非药用部分。

2）药材蓄积量　是指一个地区某种药材的总生物量，即只包括可以入药部分的总量。

3）药材蕴藏量　是指一个地区某一时期内某种中药资源的总蓄积量。

4）药材经济量　是指一个地区某一时期内某种中药资源有经济效益那部分蕴藏量，即只包括达到标准和质量规格要求的那部分量，不包括幼年的、病株或达不到采收标准和质量规格的那部分量。

5）单株产量　指一株植物药用部位（如根、根茎、全草、叶、果实或种子）的平均产量（克/株）。

6）年允收量　是指平均每年可允许采收药材的经济量，即不影响其自然更新和保证可持续利用的采收量。

（2）药用植物资源蕴藏量的调查　一般采用样地、样方法。一般来说，由于调查目的和种类的不同，样地样方的设置原则和方法也不相同。由于药用植物包括了乔木、灌木、藤本、草本等植物的各种类型，因此，样地样方的设计比较复杂，很难用一种样地样方的设定包括完全。

因此，第四次中药资源普查试点工作中，对重点品种的蕴藏量调查采用样方套的方法，指导各地进行调查。在代表区域内设置若干调查单元（地块），采用系统抽样法设置样地，在每个样地可以按照等距法设置 5 个样方套，规定：①每个样方套由 6 个大小样方组成，其中包括 1 个 10m×10m 主要用于调查乔木的样方；1 个 5m×5m 主要用于调查灌木的样方；4 个 2m×2m 主要用于调查草本的样方；②以样地位置为中心点，在其 1 平方公里范围内布设样方套；③每个样方套内的 6 个样方采用固定编号，如图 4-1所示（10m×10m 的乔木样方编号为 1，5m×5m 的灌木样方编号为 2，2m ×2m 的草本样方编号为 3、4、5、6）。

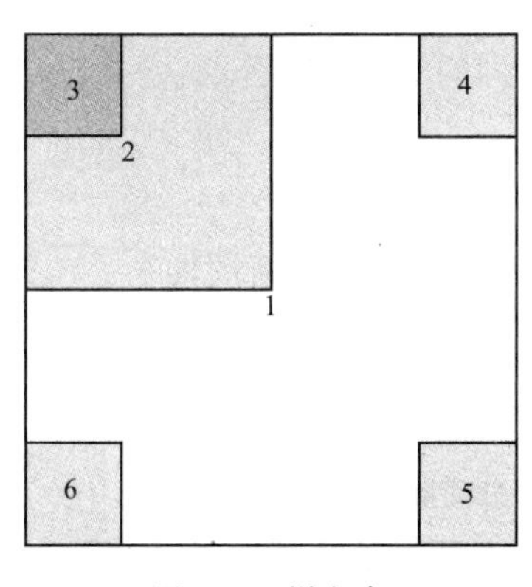

图 4-1　样方套

还可根据“种-面积曲线法”确定样方的最小面积。即先确定一个小面积样方进行植物种类数量调查，然后根据一定比例逐步扩大样方面积并分别进行调查，当样方的面积扩大 10% 而植物的种类数量增加不超过 10% 时，这时的面积可以作为最小样方面积的标准。

对于样方的数量应该是越多越好，但在考虑到实际的工作量时，所调查的样方则又应该少些，以花比较少的人力、时间和资金取得最接近实际情况的结果。一般来讲，调查样地的数量与调查采用的取样方法、调查地区的资源状况和调查所需达到的精度要求有直接的关系。因此，在进行调查之前可以根据调查精度要求、调查方法和调查地区的基本情况，对样地数量进行估算。对具有某种特征的总体进行调查时，样方的数目一般不得少于 30 个，在实际操作中亦可视具体情况决定。

（3）药用植物资源的蕴藏量计算

1）单位面积（或样方）中药用植物蓄积量的计算方法

a. 投影盖度法估算蓄积量　投影盖度是指某一种植物在一定的土壤表面所形成的覆盖面积的比例，它不取决于植株数目和分布状况，而是取决于植株的生物学特性。根据拟调

查植物种群在该地区的分布情况，设置标准样方，然后计算某种药用植物在样方上的投影盖度，挖取一定面积上的全部药材并计算在1%盖度上药材的重量，最后求出所有样方的投影盖度和1%盖度药材重量的均值，其乘积则是单位面积上某种药材的蓄积量。其计算公式为：

$$U=XY$$

式中，U 为样方上药材平均蓄积量，单位 g/m^2；X 为样方上某种植物的平均投影盖度；Y 为1%投影盖度药材平均重量，单位 g。

采用投影盖度法计算蓄积量的方法，适用于很难分出单株个体的药用植物。一般在群落中占优势且呈丛状生长的灌木或草本植物可采用该方法。

b. 样株法估算蓄积量　在设置的标准样方内，统计药用植物的株数，按单株采集药材，统计单株药材的平均重量，估算单位面积上药材的蓄积量。其计算公式为：

$$W=XY$$

式中，W 为样方面积药材平均蓄积量，单位 g/m^2；X 为样方内平均株数，单位 n/m^2；Y 为单株药材的平均重量，单位 g。

样株法适用于木本植物、单株生长的灌丛和大的或稀疏生长的草本植物，但对于根茎类和根蘖性植物，由于个体界限不清，计算起来比较困难，此时的计算单位常常以一个枝条或一个直立植株为单位。

2）药用植物资源的蕴藏量计算方法　某种药用植物资源的蕴藏量与该种植物在某地区占有的总面积及单位面积上的产量有关。一般是采用估算法，首先要了解所调查的药用植物在哪些群落中分布，然后计算这些群落的总面积。药用植物资源的蕴藏量就可按下式计算。

蕴藏量=单位面积蓄积量（或产量）×总面积

年允收量是指平均每年可采收药材的经济量。其计算的关键是药材的更新周期，只有了解更新周期才能准确地计算年允收量。波里索娃提出了下列的年允收量公式：

$$R=P\frac{T_1}{T_1+T_2}$$

式中，R 为年允收量；P 为经济量；T_1 为可采收年限；T_2 为该植物的更新周期；(T_1+T_2) 为采收周期。

植物资源蕴藏量调查记录见表4-2。

表4-2　植物资源调查样地记录表（资源蕴藏量）

群落名称：＿＿＿＿＿＿　样方面积：＿＿＿＿　野外编号：＿＿＿＿
第＿＿页　记录日期：＿＿＿＿　记录者：＿＿＿＿

样地序号	植物名称	用途	利用部位	株数		利用部位重量		单位面积贮量（kg/hm^2）
				样地株数	公顷株数	样地总量鲜/干	单株平均鲜/干	
1								
2								
3								
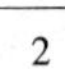								

4. 药用植物资源更新调查　药用植物资源更新能力的调查，关系到药用植物资源采挖后能否迅速得到恢复和确定合理的年允收量等问题，也是保证药用植物资源持续利用和保护的重要依据。药用植物资源的更新能力与采挖强度有直接关系，应设计不同的采挖强度加以研究。更新能力的调查一般采用设置固定样方跟踪调查的方法。其样方的大小和数量与产量调查应尽可能一致。样方的布局也应随机设定。（表 4-3）

表 4-3　植物资源天然更新野外样地记录表

群落名称：＿＿＿＿＿＿　样地调查面积：＿＿＿＿＿＿　野外编号：＿＿＿＿＿＿

第＿＿页　记录日期：＿＿＿＿＿＿　记录者：＿＿＿＿＿＿

<table>
<tr><th rowspan="2">样地编号</th><th rowspan="2">植物名称</th><th colspan="2">种子</th><th colspan="3">幼苗</th><th colspan="3">幼树</th><th colspan="3">大幼树</th><th colspan="3">枯落层</th><th rowspan="2">分数情况</th></tr>
<tr><th>数量</th><th>质量</th><th>高度</th><th>株数</th><th>活力</th><th>高度</th><th>株数</th><th>活力</th><th>高度</th><th>株数</th><th>活力</th><th>盖度</th><th>厚度</th><th>重量</th></tr>
<tr><td>1</td><td></td><td></td><td></td><td></td><td></td><td></td><td></td><td></td><td></td><td></td><td></td><td></td><td></td><td></td><td></td><td></td></tr>
<tr><td>2</td><td></td><td></td><td></td><td></td><td></td><td></td><td></td><td></td><td></td><td></td><td></td><td></td><td></td><td></td><td></td><td></td></tr>
<tr><td>3</td><td></td><td></td><td></td><td></td><td></td><td></td><td></td><td></td><td></td><td></td><td></td><td></td><td></td><td></td><td></td><td></td></tr>
<tr><td>.</td><td></td><td></td><td></td><td></td><td></td><td></td><td></td><td></td><td></td><td></td><td></td><td></td><td></td><td></td><td></td><td></td></tr>
</table>

（1）地下器官的更新调查　主要是调查根及地下茎每年的增长量，采用定期挖掘法和间接观察法。

①定期挖掘法　适用于能准确判断年龄的植物，在一定时间间隔挖取地下部分，测量其生长量。经多年观察得出更新周期。

②间接观察法　是根据植物的地上部分与地下部分生长的相关性来调查地下器官的更新情况。在调查时，只调查其地上部分的有关指标，通过公式推算出地下部分的年增长量。

（2）地上器官的更新能力调查　首先要调查药用植物的生活型、生长发育规律，然后调查它的地上生物量和伴生植物。逐年连续进行，包括单位面积药用植物资源产量、单位面积的苗数及苗的高度等，并分析各种因子对野生植物生长发育和产量的影响。每年对药用植物的药用部位增长的数量进行连续测量，由此计算更新周期。

（二）人工种植药材资源调查

1. 生态环境调查　调查内容与要求与野生资源调查大致相同。所不同的是其资源形成过程中既受到自然条件的制约，又受人为活动的影响。因此，要对生产基地的大气环境、土壤质量、灌溉水质量进行调查和检测。

2. 栽培管理调查

（1）种植技术措施调查　依据药用植物栽培生产的技术环节进行调查，育苗或直播种植的药用植物需要调查记载的主要内容有：种子来源（产地）和处理方法，播种期、播种方式、播种深度和播种量，育苗方式（露天或保护地），育苗密度以及间苗时期等。移栽种植的药用植物需要记载的内容主要有：移栽种苗的来源（产地）和规格（大小或高度）、移栽时间和方法、移栽密度（行距和株距）以及其他技术措施。

（2）田间管理措施调查　灌溉和排水技术措施调查包括：灌溉方式、灌溉量、灌溉次数和时间以及排水方式和时间等。对施肥技术措施调查包括：施肥方式（基肥、追肥、种肥等）、肥料种类、施肥量及施肥时间等。对病虫草害防治调查包括病虫草害发生种类、时间和危害程度，使用农药的种类、浓度和时间等。另外，中耕、除草、修枝打杈（尖）、摘蕾、修根或整枝等措施也应记载。

（3）采收加工技术调查　药材采收加工记录的内容主要包括：入药部位、采收时间、采收方法、产地加工方法等。

将上述三项调查记载内容进行综合整理，可编成调查记录表，便于开展调查记载工作（表4-4）。

表4-4　药用植物栽培技术和抚育管理措施调查记录表

编号________中文名________学名________地方名________

栽培地点________省________市________县________乡________村

调查日期________　调查者________

播种期________播种方式________　播种深度________播种量________

繁殖方式________　播种时间________　播种方法________

播种前种子处理方法________　播种深度________　播种量________

育苗方法

移栽时间________　移栽方法________　行距________cm　株距________cm

打顶时间________　打顶方法________

摘蕾时间________　摘蕾方法________　修根时间________　修根方法________

整枝时间________　整枝方法________　覆盖时间________　遮荫时间________

调节棚内光照度方法________

支架类型________　支架设立方法________

灌溉方式________　灌溉一次水量________　灌溉次数________

灌溉时间________　排水方式________

基肥种类________　基肥用量________kg/hm²

肥料（追肥）种类________　肥料用量________kg/hm²　施肥次数________

施肥时间________　施肥方式________

中耕时间________　次数________　除草方式________

除草剂名称________　有效成分________　使用剂量________

使用时间________　使用方式________

病害类型________　表现症状________　病害程度________

病原物________　发病时间________　传播方式________　防治方法________

药剂名称________　使用剂量________　使用时间________

防治效果________　虫害类型________　昆虫种类________

危害状况________　危害程度________　危害时间________

防治方法________　农药名称________

有效成分________　使用剂量________　使用时间________

防治效果________

入药部位________　采收时间________　加工方法________

3. 药用植物生长状况调查　草本药用植物的生长发育观测内容主要包括：根系的类型、长度和分枝情况；茎的高度、生长速度、分枝情况；叶片数目、单叶的生长速度、单株叶面积等；萌芽期、现蕾期、花期、幼果出现期、果实成熟期、果实的生长量、单株种子产量等。木本药用植物的生长发育状况还要观测茎的粗度、枝条数量和长度、树高、冠幅等。

4. 生物量、药材产量和药材蓄积量调查　对于大面积种植的同一种药用植物，其生物量或药材产量的调查可参考农作物产量测定方法；对于小面积种植的种类，可设置标准样方（地）抽样调查。根据标准样方测定结果可估算出单位面积药材产量及药材蓄积量。

五、药用动物资源调查

（一）野生药用动物资源调查

1. 生态环境和生活习性调查　对药用动物的栖息环境、生活习性等的调查是药用动物资源调查的一项基础性工作，主要调查以下内容。

（1）栖息环境调查　对野生条件下药用动物的生存环境及其特点进行调查，可以了解

药用动物的生存状况、分布等。调查的内容及要求同药用植物资源调查。

（2）生物学特性、生活习性调查　生物学特性调查主要是生长发育规律、繁殖特性调查。繁殖特性包括繁殖方式和繁殖的周期、数量等。

生活习性调查主要是食性、活动习性等的调查。食性调查主要调查动物取食食物的种类。很多动物在不同季节或者不同生长阶段，食性会发生转变，对于这些动物，要调查在某些时期的特殊食物需求。调查动物的昼夜活动规律和季节活动规律可以了解动物的行为，还可了解动物的群居性等生活方式。

2. 药用动物种类、种群数量等的调查　根据动物的类群确定调查方法，设置野外检测样地，记录栖息环境、生活习性等资料，并按照要求捕捉动物标本、采集动物药样品，拍摄动物活动、栖息环境等的录像资料或照片资料。同时也要对伴生的植物、动物种类进行调查。

一般来说，对于水域生物，一年调查 4 次，应在产卵期、洄游期、活动期调查；鸟类在繁殖季节和非繁殖季节各调查 1 次；两栖类、爬行类一年期间应调查 3～4 次；哺乳类、陆上昆虫类一年期间调查 4 次；陆生动物的调查避免在降雨时或气候骤变时进行。

3. 野生动物资源种群变化调查　主要调查动物的出生与死亡，迁入与迁出，编制某种动物的生命表或动物种群数量重建表。主要指标有：种群的性比、年龄结构、出生率与幼仔哺育成功率、成活率、死亡率、迁入和迁出率、季节性波动和年波动等。对长期收集的资料进行整理，以便预测动物的种群数量变化。

（二）养殖药用动物资源调查

养殖药用动物的场所环境、养殖方法与药用动物的生长状况密切相关。进行养殖药用动物资源调查时，主要调查内容有养殖环境、动物习性及养殖管理技术、药材采收及加工方法、药材产量调查等。

1. 养殖环境调查　包括养殖场所的位置及地形地貌，水源情况和供水条件，场舍的建筑结构，场所和场舍中的光照、温度、湿度，场舍的消毒、人员隔离等。

2. 动物习性及养殖管理技术调查　饲养方式一般分为圈舍、池沼、洞穴等。动物生活习性需要调查的内容较多，如水栖或陆栖，冬眠开始和结束时间，喂食方法、时间、数量，饮水时间和数量以及活动的时间等。同时还要调查饲料的种类、来源和加工方法。对动物疾病防治调查的内容主要包括：疾病类型及其防治方法、预防措施和治疗方法及用药种类和数量等。另外，动物体内外寄生虫也应该作为调查内容之一。

动物生长发育需要了解的主要指标有：性成熟期，配种年龄、季节和方法，妊娠期，每次或每年繁殖数量；生长速度、寿命长短以及药材采收的年龄和季节等。对于昆虫的饲养，还要调查其变态时间等。

有些动物是整体入药，有的只是动物体的某一部分入药，如麝香、牛黄、熊胆等，故调查时应写清入药部位，最适宜的采收时间、采收方法和产地加工方法。同一种药材有时采收加工方法不止一种，尽量调查全面，最好能把各种加工方法的优缺点都写上。

3. 药材产量调查　动物药产量调查较简单，先测出单位个体的药材产量，再估算出养殖群体的药材总产量。在计算产量时，应注意只能计算可以采收药材的动物，未到采收年龄的动物不能计入。

六、药用矿物资源调查

药用矿物资源是可供药用的矿物资源，包括不同地质条件下形成的矿物，也包括生物化石。其调查工作包括两大部分：一是医药部门开展的社会性资源调查，另一个是地质勘探部门进行的矿床勘察。

1. 药用矿物资源的社会调查 此项调查的主要内容包括药用矿物资源的种类、使用历史、收购量和收购渠道、销售量和销售渠道等。在此调查的基础上，可进一步借助地质勘察的有关技术方法，开展专业性资源蕴藏量调查，探明资源储量。

2. 地质矿床的普查与勘探 一般根据矿床的地质特点和类型以及工作地区的自然条件进行矿床的普查与勘探工作。此项工作大致可分为六个阶段：区域地质测量和地球物理工作；矿床普查；初步勘探；详细勘探；矿山用地范围内已开采矿床的勘探；开发勘探。

3. 药用矿物资源开发利用调查 矿床的开采，特别是加工原料时产生的有害的工业废水往往会对环境造成污染。露天开采时，常常形成新的地形、土壤和植被的破坏。药用矿物的资源调查应重点注意这些问题，其开发利用应以不破坏环境、不对环境造成污染以及不造成浪费为前提。

4. 样品和图像资料采集

（1）样品的采集 矿物药材样品鉴定的准确性很大程度上受取样及样品处理方法的影响。因此，取样前应注意药用矿物资源的名称、来源、产地、生成环境、清洁程度等并详细记录，取样时随机抽取，且样品数要足够。对于一般的样品，不必粉碎得过细，以避免粉碎过程中的污染。特殊的样品需要用特殊方法处理，如光明盐、大青盐等，水分含量较高，取样时应注意水分含量和包装。

（2）图像资料的采集 主要包括采集矿物自然分布形态和特定目标矿物图像，可应用数码相机，然后在室内对野外图像资料进行分析处理，还可以用显微镜成像系统进一步分析有些岩石矿物。对于在一定区域内大范围分布的药用矿物资源，也可以利用卫星定位系统、图像分析处理系统和遥感技术进行资料记录和分析。

七、中药资源调查的内业工作

外业调查结束后，需要及时整理调查资料，将核对后的数据进行统计分析，绘制中药资源地图，同时对药用资源进行评价，最后根据调查分析结果撰写调查报告。内业工作是分析中药资源调查质量、形成调查成果的重要部分，必须高度重视。

（一）调查资料的整理、分析

（1）对区域性调查收集到的自然条件和社会经济状况资料进行分类整理，按地区分专题内容进行汇总编表。

（2）对标准样方的测定数据进行整理，并将同一个地区的样方按生境类型进行分类统计，计算出测定数据的统计参数，最后按生境类型将统计结果填写到专门设计的汇总表中。

（3）对采集的动、植物标本进行实验室鉴定和专家鉴定，对采集的药材样品进行药材质量分析。根据调查鉴定结果，应着手编写中药资源物种名录。每种物种应包括中文名称、俗名、拉丁学名、入药部位、药材名、生境、分布、花果期、采收期、功效等几部分。

（4）在野外资源调查中，获取的大量原始数据资料，经过整理汇总后，以数理统计的方法分析样本数据资料来推断总体。通过统计分析，可以获知调查地区中药资源的特征和分布规律，可以掌握调查区域资源的贮量和资源的更新规律，评价资源的状况，根据社会的需要，做出具体的开发利用规划及保护管理措施。

（二）中药资源地图的绘制

中药资源地图是将中药资源的种类、分布或蕴藏量等科学、形象地用地图的形式反映出来。

1. 中药资源地图的类型　按资源图的内容来分，可分为以下四类。

（1）中药资源分布图　主要反映中药资源种类（或物种）的分布。这类分布图又分为地区性资源地图和单品种中药资源地图。地区性资源地图综合反映某地区中药资源情况，它对了解当地中药资源相关情况比较便利，同时也适于考查各种药用植物混合分布与单独分布的规律。单品种中药资源地图只反映一种中药资源的分布，但这种地图对充分利用和开发某种中药资源的实用价值较大。

（2）群落分布图　它是在原有植被图的基础上结合广泛的中药资源调查而绘制的某种药用植物的群落图。根据这类图提供的信息，可减少资源调查的范围，并能计算出某种药用植物所占有的面积，还可为蕴藏量的计算提供参考。

（3）中药资源蕴藏量图　主要反映某种资源的蕴藏量及其在不同地区的分布。它是在进行广泛的蕴藏量调查基础上绘制的。

（4）中药资源区划图　它是在气候区划、植被区划等自然区划的基础上，参考农业区划、林业区划等资料，依据中药资源的分布、特点和生产情况而制定的专业性区划。既能反映中药资源的生产特点，又能反映出资源合理开发利用的方向。

按照比例尺划分，可分为三类：①大比例尺资源图：大于 1∶10 万的资源图；②中比例尺资源图，比例尺为 1∶10 万以上至 1∶100 万的资源图；③小比例尺资源图，比例尺为 1∶100 万以上的资源图。

2. 中药资源地图的编绘

（1）中药资源分布图的编绘　地区性资源地图的绘制方法是在一定比例尺（一般是 1∶100万或 1∶5 万）的地图上把该地区所产的主要药用植物或动物用符号表示出来。单种药用植物资源地图是在地图上用小点或符号表示出药用植物的分布，小点的多少也可以表示蕴藏量。还可用特殊颜色或线条来标明分布地区的地形、气候或有无开采价值等。调查的路线愈多，范围愈广，所绘制的资源分布图愈详尽。这些地图只能表明所调查植物的大致分布，而不能表明分布的实际面积，也不能表示量的关系。

（2）群落分布图的编绘　这种分布图的编绘需借助植被图，根据中药资源调查获得的资料才能完成。编绘群落分布图时所选择的植物群落应是含有较大量的某种植物，并有采收价值，并在图例中表明这些植物群落中所调查种类的多度等级。

（3）中药资源蕴藏量图的编绘　这类图的编绘需要准确调查各种群落类型中某种药用植物的蓄积量和某一地区的群落面积，然后计算出总蕴藏量。如果是省级图应以县（或主产乡镇）为单位，县级图至少要以乡镇为单位。蕴藏量大小一般是以圆圈或其他符号来表示。

（4）中药资源区划图的编绘　中药资源区划的对象是不同等级的地域系统，又可分为

国家、省（区）、地（市）、县不同的行政区域范围。在编绘中药资源区划图时，要搜集有关本地区自然条件、社会经济条件的相关资料，并结合在中药资源调查中获得的各种资料数据进行综合分析，分析单品种资源的水平地带性和垂直地带性，确定不同等级的地域单元。按区内相似性和区际差异性划分不同等级的中药区，根据区划结果绘制区划图。另外，在编绘中药资源区划图时，还应参照区划地区的农业区划图、林业区划图等专业性区划图，对于图面的基础性要素和分区边界，要尽可能和它们一致。

（三）调查报告的撰写

中药资源调查报告是对调查工作进行全面总结的资料，内容包括工作任务，调查组织与调查过程的简述，调查地区地理条件概述，调查地区社会经济条件概述和药用资源调查的各种数据、标本、样品及各种成果图件等。最后对调查地区中药资源开发利用与保护管理工作中存在的问题进行分析评价，并提出科学可行的意见或建议。中药资源调查报告的主要内容及写作格式如下。

1. 前言 包括调查的目的和任务、调查范围（地理位置、行政区域、总面积等）、调查工作的组织领导与工作过程、调查方法、调查内容和完成结果的简要概述。

2. 调查地区的社会经济概况 包括调查地区的人口、劳动力、居民生活水平、中药资源在社会发展中的地位，从事中药栽培、养殖的劳动力数量、占总人口的比例以及所受基础及专业教育程度等情况。

3. 调查地区的自然条件

（1）气候 包括热量条件、光照、降水和生长期内降水的分布、霜冻特征和越冬条件等。

（2）地形 地形变化概况、巨大地形和大地形概况、地形特征与药用植物资源分布的关系，可附地形剖面图加以说明。

（3）土壤 包括土壤类型和肥力条件，调查地区土壤侵蚀、盐碱化、沼泽化等生态因素，药用植物资源与土壤条件关系以及在开发利用中对土壤环境的影响等。

（4）植被 调查地区植被类型（森林、草地、农田、荒漠等）及其分布以及各种植被条件与药用植物资源的关系等。

4. 调查地区中药资源现状分析 主要包括药用植物资源种类、数量、储量、用途、地理分布、开发利用现状、引种栽培生产现状、保护管理现状。附各种数据表格及分析结果。

5. 调查地区中药资源综合评价 包括种类情况评价（种类数量、利用比率、利用潜力及科学研究等）、质量评价、生产效率评价（经济效益、生态效益和社会效益等）、开发利用潜力（资源的动态变化、受威胁状况、经济价值重要性等）。

6. 中药资源开发利用和保护管理的意见和建议 根据资源评价的分析结果，提出合理开发利用和可持续利用的科学依据、方法、意见和建议。

7. 调查工作总结与展望 对调查结果的准确性、代表性做出分析和结论；指出调查工作存在的问题，提出今后要补充进行的工作。

8. 各种附件资料

（1）调查地区中药资源名录；

（2）调查地区中药资源分布图、储量图和利用现状图等成果图；

（3）分析测试数据及各种统计图、表等。

第二节　中药资源的动态监测

扫码“学一学”

绝大多数的中药资源属于生物类资源，受其物种自身特性、环境生态变化、人类活动及社会经济发展等多方面因素的影响，资源的状况在一定时间、空间范围内会发生变化。为了及时掌握中药资源的动态状况及其规律，更好地实现中药资源的可持续利用，应对中药资源进行动态监测，掌握其“动态性”和“即时性”。

中药资源动态监测是指在一定时空范围内，利用各种信息采集和处理方法，对中药资源状态进行系统的测定、观察、记载，并对得到的信息进行分析以评价资源的现状，揭示资源动态变化过程和变化的规律，为国家或区域的中药资源可持续发展提供决策依据，并向社会定期公布中药资源状况，逐步形成一整套制度化、规范化的工作程序。

中药资源动态监测也是国家的基本战略。2016 年《中医药发展“十三五”规划》中提出开展第四次全国中药资源普查，建立覆盖全国中药材主要产区的资源监测网络，《中华人民共和国中医药法》明确提出“对药用野生动植物资源实行动态监测和定期普查”。但受中药资源动态监测技术方法、信息化水平等的影响，目前在我国建立的中药资源动态监测体系还不完善，中药资源的动态监测仍然是中药资源调查工作中最薄弱的环节之一。

一、中药资源动态监测体系的构成

中药资源动态监测是一个复杂的系统工程，需要有一套成熟有效的监测体系，保证中药资源动态监测信息和服务的时效性、科学性和实用性。中药资源动态监测体系至少包括以下三个系统：管理系统、技术系统和监督系统。

1. 管理系统　资源动态监测是一项长期的工作，需要国家与地方共同参与，建立运转迅速、高效、科学的管理系统十分必要。管理系统包括国家、省、县的三级管理机构：国家级管理机构负责领导全国的中药资源监测工作，组织专家设计实施方案，统一安排工作进程，确定监测指标、管理信息数据，并指导单品种中药资源的监测；省级、县级管理机构负责中药资源动态监测系统的维护、数据更新、图像资料的管理，监测分析中药资源变化情况，定期发布监测信息，并协助省级、县级监测单位开展工作。

2. 技术系统　资源动态监测的主要对象是药用动、植物资源，是对影响资源动态变化的因子信息的采集和分析。不同中药资源物种或种群动态变化的影响因子各异，需采集的指标信息、采用的技术方法也不同；而面对海量的数据，如何存储、管理、分析也很困难。因此，中药资源动态监测的技术系统包括网络体系、技术方法体系、专业人员队伍。在技术手段上，引入空间信息技术（“3S”技术）方法，获取数据，以 GIS 为信息平台，采用数据库技术网络（通信）技术，研究开发中药资源动态监测数据库和信息管理系统、决策和预警评价等模型，将收集的数据信息进行汇总存储管理和共享应用。

资源动态监测的目的是通过对影响资源动态的因子信息的采集和分析以掌握和预测动态变化，动态是数量和参数随时间变化的过程，故因子信息的采集应当是在一定时期内的脉冲式的连续采集，在采集和分析方法上，与传统的中药资源调查方法都有所不同。在此过程中，充分调动和发挥科研院所和企业的积极性，以科研院所和企业为主体展开工作，有利于中药资源长期动态监测的实现。

3. 监督系统 中药资源的动态变化以样地基本信息为基础，关键在于信息的准确性。因此，需要对原始信息和信息的更新进行监督。建立国家级、省级监督机构，除了每年对信息的定期、及时更新进行监督外，还要进行现场核查，采用质量抽查的方法，抽取部分样地检查信息。有条件的地方应在样地监测的同时拍摄航片或低空遥感照片，存入已建立的数据库。

二、中药资源动态监测的因子

中药资源动态监测本质上是监测某物种资源个体数量、生物量、产量等的变化。影响中药资源动态变化的因子主要有生物学因子、生态学因子、社会因子。

（一）生物学因子

种群是物种总体资源构成和延续的基本单元，种群动态的集合构成物种的动态。根据植物种群生物学的原理，在自然生态系统下，物种再生能力取决于物种的多样性以及它们对环境变化的适应性，即“内因+外因（环境）”的相互作用，表现为种群结构，并决定着种群动态（种群内个体数量随时间的变化）。种群结构主要包括遗传结构、空间结构、年龄结构和大小结构等。

1. 遗传结构 是指基因型或基因在时空下的分布模式，包括种群内的遗传变异和种群间的遗传分化，是种群对环境适应和物种形成的基础。基因流和自然选择是影响一个种群遗传结构的两个最主要的因子，遗传结构对种群动态的影响往往需要经过一个较长的时期才能显现出来。通过遗传结构分析种群动态是对种群未来发展趋势的预测性评价。

2. 空间结构 空间是限制生物体生长的主要因素之一。生物总是通过调节个体大小和个体数量来最大限度地利用空间，并达到最大的生物量。在一个限定的空间范围内，植株个体的大小和密度（数量）密切相关。密度对种群的调节主要表现为影响种群的个体出生率（抑制种子萌发）和死亡率两种形式。当种群的密度达到一定程度时，过度拥挤将会导致部分植株死亡（一般来说总是大个体对小个体、成年植株对幼年植株的抑制作用更强），以降低密度，这种现象称为“自疏”。自疏引起种群内个体大小结构发生变异，而植株的大小又直接关系到该个体的生存和繁殖能力。所以，通过种群空间结构（密度）的分析，有助于阐明导致种群（个体数量）动态变化的原因，预测种群的动态。

3. 年龄结构 由于生物个体的死亡率或繁殖率常常与其年龄有关，因而种群内处于不同年龄或生长发育阶段的个体的相对数量构成（即年龄结构）对种群未来的发展状况具有重要的影响。一个种群中处于不同年龄的个体对种群动态增长的贡献也将不同，处于不同生长环境中同龄的个体可能处在生命周期中不同的生长发育阶段，因而在分析种群的年龄结构时，还应注意对发育阶段的分析。

4. 大小结构 植物通过植株个体大小来影响植株生存力和生育力而表现出对种群动态的影响。在个体竞争中，植株个体对所在居群和环境的适应能力与它们的大小密切相关，同时，由于个体大小与其生物量呈显著正相关，故大小结构对种群生物量和自然更新能力均有着重要的影响。虽然植株的大小和年龄有一定相关性，但不能将大小结构和年龄结构等同，在考察其生物量和自然更新力时，仍需参考年龄结构。

（二）生态学因子

种群结构是种群受外界生态因素影响而表现出来的表型，生态因子对种群的结构和动态具有重要的影响。这种影响涉及物种遗传特性、体内生理生化过程及其对生态因子变化的反应机理，在自然状况下，这种影响的结果需要长期的积累，且往往在生态环境差异较大的区域范围内才能显现。对中药材生产有重大影响的生态因素，如温度、湿度、降雨量和太阳辐射等气候条件，海拔、经纬度等位置，土壤、植被及其他可直接或间接反映中药资源变化的因子，均应作为观测和分析评价资源动态的指标。

（三）社会因子

社会因子主要包括人类对中药资源的利用程度、保护水平、社会经济发展状况等，这些因子对中药资源的变化具有重要的影响，但其影响程度往往受市场的影响而有较大波动。该类因子对资源动态的影响可通过对中药材生产、市场状况调查及社会学、经济学调查，结合资源物种的自然更新率、生态环境的变化等综合分析做出评价。中药材使用、保护、质量标准、进出口限制等政策法规，中药材流通量、价格、供求关系及其他可直接或间接反映中药资源变化的指标均应作为主要的资源动态监测指标。

三、中药资源动态监测的基本原理

中药资源动态监测的基本原理为：依据建立的技术系统对影响种群“量的变化”的各种因子进行信息采集和分析，揭示影响种群动态的因子及其规律，对种群动态、更新能力等做出评价和预测，可用图 4-2 表示。

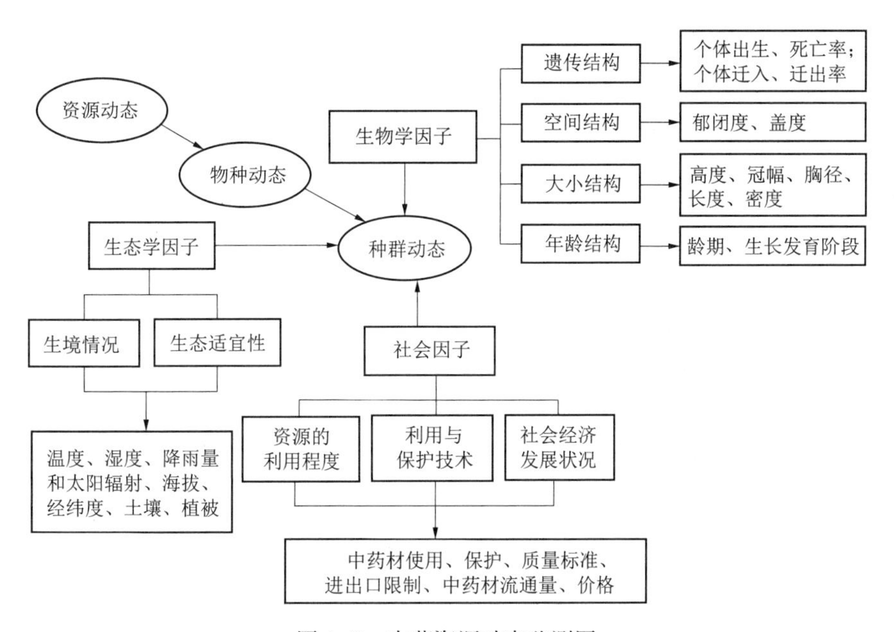

图 4-2　中药资源动态监测图

四、中药资源动态监测基本操作流程

（一）设置监测样地

监测样地的代表性是保证监测结果的客观性和全面性的关键。由于物种的不同种群所表现出的结构往往与其生境密切相关，对于在分布上具有散生性的野生物种来说尤其如此。所以，在确定拟监测的种群和设置具体的样地时，生态环境的差异是最主要的依据。监测样地的选择应重点考虑种群内的小生境因子，如坡向、坡度、植被群落、土壤等。对于种

群和样地的数量，可根据分布区域的大小和生态环境的多样性确定。样地面积应根据监测对象植株个体大小和分布密度确定，保证样地内有一定的个体数量，以满足监测数据统计分析的要求。

动物具有运动性，在对药用动物资源进行动态监测时，监测样地的设置还应考虑到：①样地的大小必须充分考虑到监测对象的移动范围；②需采取一定的手段尽可能判断所监测的种群中的每一个个体。监测指标的选择上应考虑监测对象的繁殖特性、生活习性、种群内个体间的血缘关系等。

（二）确定监测指标和制定信息采集方案

根据中药资源物种动态监测的原理，种群个体数量变化及其原因和规律为主要监测因子。通过统计学分析，从总体上把握资源物种的动态，了解导致种群变化的原因及其规律，评价种群更新能力，预测变化趋势。

1. 确定监测指标

（1）种群个体数量变化　人工种、养殖生产的资源动态变化主要取决于生产环境（生态适宜性）、技术及其规模等因素，对该类资源物种的动态监测，从“宏观”层面进行，能收到良好的结果；野生资源的动态变化主要与种群结构有关，种群结构应作为动态监测的主要监测指标。

（2）种群结构参数　年龄结构和大小结构应是重点监测的参数。

2. 制定信息采集方案　明确各监测指标的采集项目、采集时间、采集方法等，制定相应采集表格，以确保所采集信息的完整性和准确性。

遥感技术具有实现多时相、多数据源融合与分析的特点，可实现计算机辅助的定量自动制图，通过软件分析和计量探索，在动态监测方面具有巨大优势。

（三）测定监测指标与分析信息

影响种群变化的因子极为复杂，而各因子对种群动态的影响角度和强度也有所不同，所以，在完成对各监测指标的信息采集后，应对各指标对种群动态影响的特点进行分析、评价和比较。

1. 构成种群个体数量的动态分析　根据统计学原理，种群动态可用“在时刻 t 时单位面积（样地）中个体数（N_t）与单位时间后个体数（N_{t+1}）之间的变动”来表示，种群个体数量及其变化可以通过种群动态模型量化表达为：

$$N_{t+1} = N_t + B - D + I - E$$

式中，B 为个体出生数；D 为死亡数；I 为迁入种群的个体数；E 为迁出种群的个体数。B、D、I 和 E 称为种群统计学参数。则种群的动态（λ）可以通过 N_{t+1}/N_t（年增长率）做出量化描述。当 $\lambda=1$ 时，表明种群处于稳定的平衡状态；$\lambda>1$ 时，种群处于增长状态；而当 $\lambda<1$ 时，则种群处于降低状态。

上述模型中的各个参数描述的是生物的“个体”行为，其中，I 和 E 参数适合描述动物种群的个体迁移行为，而对于植物来说，物种的迁移主要表现为“通过种子散布方式的次一代迁移”，绝大多数植物难以实现有效的迁移。所以在描述植物种群动态时，该模型可简化为：$N_{t+1} = N_t + B - D$，上述模型描述的生物种群动态的状况远比实际简单得多，如基于种群内的个体竞争，B 和 D 参数不仅和 N_t 有关，还与 t 时种群中个体的年龄（不同的生长物候期）、大小、密度、种子特性（休眠、种子库、散布方式）、繁育方式等相关，而且多

数并非线性的。所以，在实际应用该模型时，除通过采集的各参数直观反映种群的基本动态外，还需结合种群结构、繁殖特性、种间及种内竞争等因素进行综合分析。

2. 影响种群动态的因子分析　根据动态监测的基本原理，重点应对种群结构进行分析。其中，分析遗传结构对种群动态的影响有助于对种群的长远动态变化的趋势进行预测与评价，其分析方法可参考有关分子生物学的DNA多态性分析方法。这里主要分析影响种群动态的其他因子。

（1）年龄结构分析及其描述　植株个体死亡或繁殖常常与其年龄有关。对种群年龄结构的分析包括在t时刻（样方中）所有个体的年龄/生长发育阶段构成（发育阶段结构）的参数采集和统计以及在单位时间（龄期/生长发育阶段）内这种组成的变化。所采集的参数有：①某龄期存活个体数；②同龄期个体存活到次一龄期的比例；③同龄期个体死亡比例；④特定年龄存活率：每一龄期存活个体的比例；⑤特定年龄死亡率：每一龄期死亡个体的比例；每一龄期每一存活植株所产生的种子数（种子/植株）。

分析上述参数，可准确掌握资源物种从种子萌发开始，直到完成整个生命周期的各个龄期或生长发育阶段之间的转移率。根据各龄期或生长发育阶段之间的转移率，可分析判断不同龄期或生长发育阶段对种群增长或降低的影响程度，如幼苗的比例可以预示种群未来可能的变化；根据种子萌发到幼苗成活之间的转移率，可推测种子的生活力、后熟、休眠、出苗速度等特性对种群动态的影响；根据植株营养生长到繁殖（开花果实）阶段之间的转移率，可分析物种种间或个体竞争状况、对生态环境的适合度等对种群动态的影响。

多数情况下，植株个体的生长发育阶段有较为容易判断的形态特征，但对于多年生植物（尤其是草本植物），仅根据外部形态特征判断植株个体的年龄（龄期）则往往比较困难，可采取在相同生境下栽培的方法，观察确定各龄期或生长发育阶段所表现出的形态特征。对于多年生多次结实的物种，如灌木、乔木、多年生宿根性草本等，也可将进入繁殖阶段的个体划为“同龄期”处理，较为简易可行。

（2）大小结构分析及自然更新能力评价　资源的生物产量及其变化是中药资源调查、监测工作关心的重点问题之一，主要取决于植株个体大小（单株生物量）及其空间结构（密度）。一般来说，一个种群在生活史初期的植株多为“小多大少”。对于种群中个体的大小可采用高度、冠幅、胸径、长度（藤本）等划分，种群中个体的大小不等性可以个体大小的变异系数（CV，标准差/平均数）来评价，也可通过对频度-大小指标作图得到直观的表达。

通过测定单株生物产量或药用部位产量、种群中处于不同生物产量阶段包括达到药材质量要求程度（可提供药材采收）的植株的个体数量及比例，结合种群统计学参数、年龄结构及空间结构信息的分析，即可了解种群的生物蕴藏量、年增长量及药用部位的生物量等的动态变化。监测样地需保留以连续采集信息，个体生物量及其增长状况还需辅助进行同生境种植试验，通过取样测定建立“生物量或药用部位量-个体大小”的数量关系，为样地生物量测算提供依据。

（3）空间结构分析　空间结构分析主要在于了解“自疏效应”对种群个体数量、大小、生物量（包括总生物量和单株生物量）动态等的调节和影响。主要测定参数为样地中对象物种的密度（郁闭度）、盖度和所在群落的总盖度，各参数的信息采集可参考中药资源普查中样方调查的方法进行。除上述参数的采集外，还需辅助进行种植实验，以“总产量-

播种密度”作图，了解其阈值密度及产量与密度之间的关系。总产量 Y 和密度 N 之间的关系可用如下方程描述：

$$Y=\omega_m N\ (1+\alpha N)^{-1}$$

式中，ω_m 为植株个体潜在的最大生物量，α 为获得 ω_m 所需的面积（可通过种植实验获得）。当 N 趋于无穷大时，Y 趋于一个常数 $\omega_m\alpha^{-1}$，意味着单株平均产量（ω）与密度成倒数关系（$\omega=Y/N$）。将种植实验获得的数据与样地采集的信息综合分析，即可评价种群的空间结构对其动态和产量的影响。

（四）综合分析评价种群及物种总体资源动态

在比较、分析和评价各指标对种群动态影响的基础上，对所采集的信息进行综合分析，便可进一步对种群、物种动态做出分析评价。根据中药资源动态监测的目的，对物种总体资源的分析评价应着重围绕五个方面进行：①资源的数量动态，包括个体数量、生物产量及药用部位产量等指标；②自然更新能力，包括个体数量、生物产量及药用部位的年增长量等指标；③影响资源动态的因子；④环境适应性和适生环境特征分析；⑤资源动态发展趋势的预测等。

种群及物种总体资源动态是各因子综合影响的结果，在综合分析评价时，应特别注意各因子对动态的交叉影响及其影响角度和大小。如在分析评价种群个体数量变化的影响因素时，除通过种群动态模型分析获得总体评价外，还需考虑年龄结构中成年个体（已进入生殖期的个体）和幼年个体（营养生长期的个体）的比例、空间结构中的密度参数（自疏效应、植株生长状况与密度的关系）等影响。种群个体数量动态、遗传结构、大小结构、年龄结构、空间结构等对种群生物量及其动态、自然更新能力和种群动态发展趋势都有着重要影响。如果种群动态处于稳定或增长状态、自然更新率高、各生长发育阶段间转移率高，表明物种对所在生态环境有着较好的适应性，并可通过比较不同种群的动态状况和生态环境差异，判断其适宜的生态特征。同样，在分析评价物种总体资源动态时，“宏观”层面监测的分布区域、生态环境特征等信息以及社会学调查的信息都有着重要的参考价值。

五、中药资源动态信息的评价利用

评价与利用系统的建立是监测体系发挥作用的基础。所获信息处理后，需要建立一个专家决策支持系统对所获得的结果进行动态评价，预测预报和决策分析。该系统建立在专家经验的基础上，收集专家经验输入系统作为知识库，一经发现新问题，召开专家会议，提供新的知识、经验，寻找解决办法。

通过信息综合评价，制定合理的保护及开发措施是中药资源动态监测体系建立的最终目的。以什么标准、什么方式进行信息评价，采用什么样的政策进行保护需要加以仔细研究，这些可通过组织专家会议，建立专家决策支持系统及各类动态监测模型等形式加以解决。政策方面可以考虑向公众征求意见，增加社会各界对濒危物种保护工作的参与程度，调动全社会的积极性，增强公民的环境保护意识等。

中药资源动态监测的最终目的是为中药资源的科学有效保护与可持续合理利用提供依据。通过对监测样地的信息采集、数据处理和综合分析，获得有关资源的数量动态、自然更新能力、影响因子、适生环境及动态发展趋势等资源动态信息后，还应组织有关专家，收集参考有关监测对象物种的生产、质量、利用、市场需求等方面的资料，结合具体目的，

从该资源的保护、利用、生产等方面做出评价，促进成果的利用。动态监测结果主要应用于以下几个方面。

（1）为政府主管部门制定有关资源保护与利用管理的政策法规、发展规划、生态环境保护等提供决策依据，根据数量动态和趋势预测，确定该物种资源开发利用与保护的程度。根据其适生环境特征，指导建立珍稀濒危物种保护区等。

（2）指导制定合理的中药区划及药材生产计划，如根据物种的适生环境特征确定中药材生产区划；根据资源的蕴藏量及其动态、自然更新能力等，指导该资源是否应当禁止或限量使用，确定年允收量；参考其动态影响因子（如年龄结构、大小结构）和生态适宜性，指导制定和实行区域布局合理的轮采、休养等保护性生产计划和措施等。

（3）为中药资源的保护、再生等技术方案与科学研究提供基础依据，如参考动态影响因子及其作用大小、生态环境适宜性，针对制约种群动态增长、自然更新能力的关键因素，制定该物种资源保护与恢复的技术方案；根据遗传结构分析获得的信息，开展种质资源评价与保护技术、优良品种选育等的研究。例如，某种群中非密度原因的幼年或小个体所占比例低时，预测对种群的个体增长和种群扩大不利，其可能原因有结实率和种子萌发率低，则可采取人工栽培繁殖种子、撒播种子或人工育苗移栽等方式，促进种群结构的调整和资源的恢复。

（4）为企业的中药资源开发利用及生产等提供决策咨询。中药资源动态监测结果，对于资源利用价值评价、企业新产品研发及原料药材生产基地建设布局等都具有重要的参考价值。

（5）增强全社会公众的资源与生态环境保护意识。中药资源动态监测结果通过政府部门向社会发布，将有利于增强和提高社会公众对资源与环境的保护意识和参与程度，促进资源开发利用与保护的良性循环。

重点小结

一、基本概念

1. 中药资源调查　是指对野生的、栽培的或养殖的药用动、植物以及药用矿物资源进行的调查工作，它是进行中药资源开发利用、保护更新和经营管理等工作的前提和基础。

2. 中药资源动态监测　是指在一定时空范围内，利用各种信息采集和处理方法，对中药资源状态进行系统的测定、观察、记载，并对得到的信息进行分析以评价资源的现状，揭示资源动态变化过程和变化的规律，为国家或区域的中药资源可持续发展提供决策依据，并向社会定期公布中药资源状况，逐步形成一整套制度化、规范化的工作程序。

二、基本内容

1. 中药资源调查的基本内容　包括了解社会经济条件、熟悉自然条件、进行品种数量和分布情况的调查、进行药材蕴藏量调查、中药资源的更新调查。中药资源调查的基本方法有线路调查、访问调查、详查及样地调查、卫星遥感和航空遥感调查法、统计报表调查、药用动物资源的驱赶调查、药用动物资源的粪堆计数法、比例估算法。

2. 中药资源调查的内业工作　外业调查结束后，需要及时整理调查资料，将核对后的数据进行统计分析，绘制中药资源地图，并撰写调查报告。常见的中药资源地图包括中药资源分布图、群落分布图、中药资源蕴藏量图、中药资源区划图。

扫码“练一练”

3. 中药资源动态监测的基本操作流程　首先根据生态环境的差异设置监测样地，接下来确定监测指标和制定信息采集方案，并对测定监测指标与信息进行分析，如构成种群个体数量的动态分析和影响种群动态的因子分析，分析种群动态因子重点分析其年龄结构、大小结构及自然更新能力，最后在比较、分析和评价各指标对种群动态影响的基础上，对所采集的信息进行综合分析，围绕以下五个方面综合评价种群及物种总体资源动态：①资源的数量动态，包括个体数量、生物产量及药用部位产量等指标；②自然更新能力，包括个体数量、生物产量及药用部位的年增长量等指标；③影响资源动态的因子；④环境适应性和适生环境特征分析；⑤资源动态发展趋势的预测等。

第五章　中药资源评价

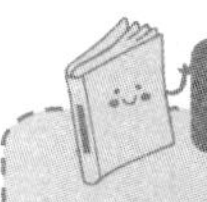

要点导航

1. **掌握**　中药资源评价的内容和方法。
2. **熟悉**　中药资源的经济效益、生态效益、社会效益评价的指标和方法。
3. **了解**　中药资源的社会效益评价的意义。

中药资源评价系指按照一定的评价原则、依据和指标，对区域内的中药资源的数量、质量、时空分布、可持续利用等方面进行的分析和评估。中药资源评价的主要内容包括资源的种类、蕴藏量、质量、可利用性和可持续发展等方面。

中药资源评价根据评价区域范围可分为全国性和地区性中药资源评价，或为特定区域开发利用、生物保护等工作而开展的区域性资源评价；根据评价对象可分为单种资源的专项评价与多种资源同时进行的综合评价；根据评价目的可分为珍稀濒危生物资源保护区建设等专业性评价，或以资源开发利用为目的的生产性评价。

中药资源评价的方法，目前多用定性分析的方法；定量评价的方法目前尚不成熟，现多借鉴森林、土地、农业和旅游等行业初步建立的资源评价方法。适宜中药资源特点的评价方法和指标体系有待逐步完善。

第一节　中药资源的数量与质量评价

扫码“学一学”

一、中药资源的数量评价

（一）中药资源的数量特征

中药资源的种类数量及其蕴藏量或储量等数量特征是正确评价中药资源开发价值的重要依据。中药资源的数量包括资源总量、可利用量和产量。

1. 资源的总量　系指区域内中药资源的种类数量和蕴藏量。

（1）中药资源种类数量　包括资源种数和个体数量；资源种数指某区域内拥有多少种中药，是资源丰富程度的具体体现；某区域内中药资源的个体数量是某种中药个体数量的总和（也可用区域所有中药种类个体总的数量表示）。

（2）中药资源蕴藏量　系指区域内某种中药资源自然蓄积下来的生物物质总量（也可用区域内所有中药资源种类的物质总量表示），在泛指中药资源的生物物质总量的情况下，可以用生物学概念生物量来表示，在特指药材总量时，可以用药材蓄积量表示。

2. 中药资源可利用量　系指区域内野生药用动植物在其自然更新能力不受影响的前提下，可供人类利用的采收或捕捉野生药材的储藏量及药用矿物资源的储藏量。

3. 药材产量 系指区域内某种药材单位面积年度可采收获得的药材量，包括野生药材和种植、养殖药材量及药用矿物资源的开采量。一般用单位面积可获得的合格药材的重量来表示（也可用区域内所有药用种类单位面积产量表示）。

4. 药用生物的生物量 包括药用部分和非药用部分，为区域内某物种中药所有生物个体干物质的总和；药材蓄积量，仅为可用于生产药材的器官或组织部分的中药量。

（二）中药资源的数量评价方法

中药资源的数量评价采用定性和定量评价的方法。

1. 定性评价方法 一般是将区域内中药资源与既定标准或对象进行比较，做出好与差、高与低的定性评判结论。评价地区资源数量大（种类多、蕴藏量大、药材产量高），说明资源的品位高，药材生产潜力大，可利用性和经济性也高。

2. 定量评价方法 是在对区域内中药资源进行统计分析的基础上，依据相应的评价指标体系和量化标准，计算评价指标的等级和分值，再根据相应标准评判资源的优劣等级。

（三）中药资源数量评价的类型与指标及主要内容

1. 中药资源数量评价的类型 中药资源的数量评价分为药用生物资源和药用矿物资源数量评价。

（1）药用生物资源的数量主要包括生物种群的数量、分布面积、分布密度、种群的年龄和性别结构和药用部分的蕴藏量、药材产量。

（2）药用矿物资源的数量包括探明储量、可采储量和远景储量等数量指标。

2. 中药资源数量评价的指标 主要有 4 类，即生物种类数量、生物个体数量、资源蕴藏量（可细化为资源生物量和药材蓄积量）和药材产量。

3. 中药资源数量评价的主要内容 包括对其区域内中药资源物种数目及名录，种群的分布面积、生物数量与蕴藏量以及种群的年龄和性别结构等进行分析，对资源的结构及可利用数量和生产潜力等实施评估和分级。

中药资源数量是一个动态指标，可随环境条件及人类活动等情况而不断变化。药用生物资源的数量，既受生物自身因素的限制，又受环境因素的影响，人为活动也会带来难以想象的干扰结果。

二、中药资源的质量评价

（一）中药资源的质量特征

中药资源质量系指中药资源的结构特征、品质特征、多用途特征等多个方面。

1. 中药资源结构特征 主要反映的是区域资源的种群特征及与环境的相互关系。

构成中药资源的生物的种群密度、年龄及性别结构等种群特征与资源的蕴藏量和药材产量紧密相关，一定程度上反映中药资源的生产潜力和可持续性。种群的年龄结构系指种群中各年龄级个体数量之间所占的比例，只有达到某一年龄阶段的药用生物才具有药材生产的能力，种群增长模型是评判种群的发展动向，判定稀有濒危资源状况的重要手段。说明评价地区资源的未来可利用量的发展动态等。一些药用动物只有雄性或雌性个体才能生产某种药材，利用种群个体的性别比例关系，不仅可以评判种群的繁殖能力，还可推断资源数量的动态变化，评价资源的可利用量和可用性。

2. 中药资源的品质特征 主要反映的是中药资源的构成状况，它是由区域内个体资源

品质组成的整体特征，包括区域内道地药材的种类、产量的大小、稀有濒危的种类等。

3. 中药资源的多用途特征　主要反映的是中药资源的多用性，它包括中药的自身应用及其民族民间的应用、新的临床功效的开发、非传统入药部位的综合开发利用、非中药产品综合开发利用及中药渣资源的开发利用。

（二）中药资源质量评价的方法

中药资源质量评价的方法有经验判断法、极限条件法和定量评价法。

1. 经验判断法　系指评价者根据区域中药资源的状况与多年经验，判定区域性中药资源各个种类开发利用潜力的方法。该方法简便易行，但主观性较大，判定误差较大，不易进行横向比较。

2. 极限条件法　系指把量化指标中最低的指标作为评价标准的一种方法。如某种药用植物资源虽然在生态幅度、再生能力、药用活性成分含量、经济价值等方面都被评为一级指标，但如果总储藏量较小，被评为三级，则该资源植物的综合评价也为三级。该方法也比较简单，易掌握，但在多数情况下，该方法的评价结果趋向于偏低。

3. 定量评价法　系指采用数学、统计等分析手段对中药资源进行评价的一种方法。分析手段主要包括累加体系（指数和法）、乘积体系、模糊综合评判和聚类分析；还可运用层次分析（AHP）、Delphi 调查法结合 Yaahp 软件等进行综合分析。该类方法是在分析中药资源的自然和经济特点的基础上选择评价项目，并对每一个被评价的中药资源指标进行划分等级、评定分值，把等级分相加的和作为每种被评价对象可利用潜力的估计值。

（三）中药资源质量评价的主要内容

中药资源质量评价主要包括对中药资源结构的评价、对中药资源品质的评价、对中药资源多用性的评价。

1. 中药资源结构评价的主要指标　包括区域中药资源种类的数量、种群特征（种群密度、年龄及性别结构等）、资源的蕴藏量和药材产量。重点从资源的潜在能力与可供可持续开发的品种及数量等指标考察中药资源结构优良程度。

2. 中药资源品质评价的主要指标　包括区域中药资源中常用大宗药材及道地药材的种类和数量、各类药材的产量、珍稀濒危药材的种类。重点根据中药资源可供生产使用的情况等指标考察中药资源可提供的经济价值的能力。

3. 中药资源的多用性评价的主要指标　包括区域中药资源可应用范围及其价值；有哪些品种具有多民族应用的特点，哪些品种非传统入药部位具有开发价值；哪些品种具有非中药产品综合开发利用的前景；哪些品种的药渣具有开发利用的潜能。重点从中药资源的综合利用等指标考察中药资源的效益最大化。

（四）中药资源质量评价实例

在对秦岭重要药用植物资源评价研究中，依据秦岭药用植物资源自身的特点，运用层次分析（AHP）、Delphi 调查法结合 Yaahp0. 6. 0 软件，构建了药用植物资源的可持续开发利用潜力评价体系。该评价体系由利用潜力、受威胁状况、价值重要性 3 个方面组成；子系统分别为生境、再生能力、频度、多度、利用程度、利用价值、分类意义、野生资源量、区域性分布、栽培现状、保护现状、综合开发、地方重要性、药材市场价值、药材道地性、商业贸易情况等 16 个评价指标。

对该地区中药资源利用潜力的评价所设计的评价项目与等级及评分标准具体如下（表 5-1）。

表 5-1 标准层因素评分标准

标准层	评分标准
生境	1. 对生境要求严格，即生态幅度极窄（1分） 2. 对生境有一定要求，但不严格，即生态幅度较宽（2分） 3. 对生境无要求，即生态幅度宽（3分）
再生能力	1. 生长十分缓慢的小型植物或稀有植物（1分） 2. 生长一般的小型植物、中型植物（2分） 3. 生长迅速的小型植物或生长一般的大型植物（3分） 4. 生长迅速的大、中型植物（4分）
频度	1. 稀有植物或不常见（1分） 2. 常见到，但不出现在整个调查区域（2分） 3. 调查区域内的随遇群（3分）
多度	1. 个体数量稀少（1分） 2. 个体数较少（2分） 3. 个体数尚多（3分） 4. 个体数量多（4分）
利用程度	1. 大量被用作药用或供其他用途（1分） 2. 利用不多，用量大；利用得多，用量小；利用一般，用量一般（2分） 3. 极少供药用或其他用途；利用不多，用量一般（3分）

扫码“学一学”

第二节 中药资源效益评价

中药资源效益评价包括中药资源的经济效益评价、中药资源的生态效益评价、中药资源社会效益评价。

一、中药资源的经济效益评价

中药资源的经济效益评价是指借助于经济学原理和方法，全面分析和评价中药资源所能产生的经济价值。

（一）中药资源经济效益的评价指标

中药资源的经济效益可通过资源的蕴藏量来评价。但在中药资源的蕴藏量中，受某些条件限制，本可以开发利用的部分资源却不能采收，其资源的可利用价值不能转换成经济效益。例如，为了保持药用生物资源的更新能力，维持可持续利用，采收利用量只能限制在一定数量范围内；有些药用生物的年龄没有达到收获期，其蓄积的药材资源也不能够采收利用；有些资源的药材质量低劣，达不到药用质量标准；有些野生资源分布散乱或数量较少，采收经济成本过高；有些资源分布在特殊地方，正常生产条件下难以采收；有些资源被采收后会引起生态灾害。这说明，能够采收利用的资源一般情况下要小于现存资源的蕴藏量（药材蓄积量），其中不可以采收的资源部分称为不可利用资源，可利用的资源才有可能被开发利用，由资源变为商品而产生经济效益。中药资源的“年允收量”、“经济量”等指标，均可用于中药资源的经济效益评价。

中药资源的蕴藏量是评价中药资源经济效益的最重要指标，除此之外，药材的蓄积量

或产量、药材的经济蕴藏量和年允收量等也是衡量中药资源经济效益的指标。

1. 资源蕴藏量 通常可以用样地调查获得的蓄积量数据进行估算，某区域内中药资源的蕴藏量可用以下公式来估算。

$$W=wA$$

式中，W 为蕴藏量；w 为单位面积蓄积量；A 为某地区的总面积。

2. 经济蕴藏量 也称经济量，指某一时期内一个地区具有可利用经济价值的那部分中药资源蕴藏量。经济量不包括一个地区内年幼而未达到质量规格要求或因主观因素而不能采收的那部分药材的蓄积量，经济量小于等于蕴藏量，可采用以下公式来计算。

$$P=Wr$$

式中，P 为经济量；W 为蕴藏量；r 为比率。

比率 r 是指达到采收质量标准而又有经济效益的资源量所占蕴藏总量的比例。不同地区、不同资源种类的比率不尽相同，一般需要通过实际调查而获得。

3. 年允收量 指在一年内允许采收的中药资源总量，即在不影响药用生物的自然更新和保证可持续利用条件下的采收量。年允收量的概念是从生产角度提出的，而从中药资源可持续利用来看，可以理解为最大持续产量。年允收量可用以下公式来计算。

$$R=P\frac{T_1}{T_1+T_2}$$

式中，R 为年允收量；P 为经济量；T_1 为可采收年限；T_2 为该植物的更新周期；（T_1+T_2）为采收周期。

目前由于对绝大多数野生中药资源的更新周期尚未得到确切的研究数据，可用以下公式进行估算。

$$R=Pr$$

式中，R 为年允收量；P 为经济量；r 为比率。

比率 r 值的经验数据：茎叶类药材为 0.3～0.4，根和根茎类为 0.1。

（二）中药资源经济效益的评价方法

经济效益的评价方法通常采用收益-成本法，这是衡量投资效益最直观、易懂的指标，属于比率性指标，在通用的经济评价领域被称为效益-费用比指标。成本-效益分析要求成本、收益均以货币形态计量，常用指标为收益/成本（B/C）。如果 B/C>1，则方案经济，可以考虑使用，否则不经济，没有使用意义。这一指标，既可以对单一利用方案的经济性做出判断，同时也可以实现对多个方案进行经济效益评价的对比，找到最佳方案。当然，在评价过程中也要考虑中药资源的社会效益和生态效益，由于社会效益和生态效益的指标难以以货币形式直接体现。因此，这里的成本特指开发利用过程中的成本。根据中药资源本身和开发利用的特殊性，可列公式计算。

经济效益=收益/(成本+资源本身经济价值+等量资源恢复所需投入+环境补偿所需投入)

一般情况下，同一种中药资源往往具有多种开发利用的可能性，同种资源的各种可能开发利用方式的经济合理性也会存在一定差异，资源开发所取得的经济效益亦会不同。因此，评价中药资源的经济效益时，要兼顾资源的多种用途及其可能的开发利用技术方式。另外，社会生产力发展水平、国家资源开发政策以及资源分布期、地区的地理环境等条件，

往往也会影响到资源利用的经济性，也应列入中药资源经济效益评价时考虑的因素。

二、中药资源的生态效益评价

生态效益是指人们在生产中依据生态平衡规律，使自然界的生物系统对人类的生产、生活条件和环境条件产生的有益影响和有利效果。它关系到人类生存发展的根本利益和长远利益。生态效益的基础是生态平衡和生态系统的良性、高效循环。中药资源的生态效益是指人类活动和生产对中药资源所存在的自然环境的生态系统结构和功能产生的直接或间接的生态效应。

中药资源是自然环境的组成部分，在生态系统中具有自己独到的功能，资源的开发必然会对环境产生一系列的影响。中药资源的生态效益体现在多个方面，如保护环境、维护生物多样性和生态平衡以及观光旅游等功能。中药资源的生态效益评价则应依据评价目的侧重不同采用相应的评价方法。

（一）环境保护功能评价

药用生物是自然界中生态系统的重要组成部分，在一些生态脆弱地区生长的药用生物，对当地的环境保护具有重要作用，如保持水土、防风固沙等，这些资源一旦遭到过度开发就会引起生态环境恶化，甚至造成短期内难以逆转的生态灾难。例如，甘草、麻黄、肉苁蓉等药用植物生长在温带草原和荒漠地区，具有重要的防风固沙作用。此类中药资源的生态效益可以采用生态价值的估算方法进行评价。此外，药用矿物资源的开采对区域环境也会产生系列影响，其环境保护功能评价的指标和方法参见地质学和矿产学方面相关书籍。

（二）生物多样性和生态平衡维护功能评价

药用生物是生态系统的重要成员之一，在生物群落和生态平衡中有着重要作用；某些药用动物是生态系统食物链中的重要一员，对其过量捕获就会降低生态系统的生物多样性，影响生物食物链运行，破坏生态系统平衡。药用植物种类在生物群落中发挥作用的重要程度可以用优势种、亚优势种、建群种、伴生种和偶见种等指标来评价。药用生物在生物群落中的地位和综合作用可以用重要值（important value）来估算。计算公式如下：

重要值(I. V.)= 相对密度+相对频度+相对优势度

上式用于灌木或草地群落时，其重要值公式为：

重要值=相对高度+相对频度+相对盖度

药用生物所处生物群落的多样化和复杂程度可以用辛普森多样性指数（Simpson's diversity index）和香农-威纳指数（Shannon Weiner index）来评估。

辛普森多样性指数计算公式：

$$D = 1 - \sum_{i=1}^{s} P_i$$

式中，D 为辛普森多样性指数；P_i 为种 i 的个体在全部个体中的比例；S 为种数。

香农-威纳指数计算公式：

$$H = - \sum_{i=1}^{s} P_i \log_2 P_i$$

式中，H 为群落的物种多样性指数；P_i 为样地中属于种 i 的个体占全部个体的比例；S 为种数。公式中对数的底可取 2、e 和 10，但单位不同，分别为 nit、bit 和 dit。

另外，某地区药用生物资源分布的丰富度以及濒危状况等情况，也应该列入生态效益评价的范畴。

三、中药资源的社会效益评价

中药资源的社会效益评价是指对以共同的物质生产活动为基础而相互联系的人们，在利用中药资源物质或是使用劳务时所产生的益处的核算。社会效益评价主要考察中药资源带动地区社会文化发展的程度。严格来说，中药资源不等同于中药行业，而是自然资源的一种，是中药行业的生产利用对象，所以中药资源的社会效益不能等同于中药行业的社会效益，而是包括中药行业在内的社会效益。

中药资源是国民经济建设、人民健康保障和生态环境保护不可缺少的重要自然资源，是中药产业发展的基础，对中药资源进行社会效益评价是其合理开发利用的必要保证。中药资源的社会效益主要表现为可以通过劳动投入和相关产品的生产、销售以及资源的开发利用，为社会提供就业岗位；通过资源开发利用，促进资源产区的经济发展；在人民群众健康保障和和谐社会建设等方面也能发挥积极的作用。

从中药资源的主体特征和核算内容考虑，中药资源的社会效益评价内容应包括中药资源对人类健康的保证和促进，创造工作岗位，提供就业机会，对相关文化、传统、习俗的影响等方面。中药资源对人类健康的保证和促进是指中药资源本身及其产品对健康的维护，包括疾病的预防、诊断、治疗等方面。中药资源的开发利用创造的就业机会是其社会效益核算的主要指标，也是唯一量化的指标，目前比较认同的社会效益核算方法是对其提供就业岗位的核算，它的核算方法主要采用投入产出法和提供就业机会的增值系数计算。最后使用平均工资额乘以相应的就业机会，即得到社会效益的价值，世界银行在国家财富评估方法中，把提供的就业机会当作“社会资本”来对待。这里的中药资源社会效益的价值仅仅是资源利用过程提供就业机会的价值，并没有包括中药资源其他社会效益的价值。如中药资源对人类健康保证和促进以及相关文化、传统、习俗的影响等几个方面。所以说，这是一种保守的核算方法，其实际社会效益远不止于此。

目前，对中药资源的社会效益的界定和评价还处于研究阶段，没有系统、科学的评价体系。社会效益既难以界定，也难以合适的方法计量，但它的确对社会的发展有着重要的影响，借助相关学科的经验，建议其核算应该考虑到提供就业岗位、对健康的促进和对文化、传统、习俗的影响等几个方面。

（一）中药资源社会效益评价的指标

1. 人均资源土地面积 出产中药资源的土地面积同地区人口数的比率反映了人均资源土地面积。数量越大，中药产业可发展潜力越大。

2. 人均中药资源占有量 人均中药资源占有量越大，中药产业发展潜力越大。

3. 系统就业满足度 从事中药资源产业的人数及就业人口是否满足，也预示着中药资源的发展状况。系统就业满足度越高，中药产业发展潜力越大。

（二）中药资源社会效益评价的意义

1. 提供就业岗位 中药资源的保护、种植、采收、开发利用、流通等各个环节都可以产生就业机会。目前，国内从事中药资源的工作岗位很难准确统计。其中大部分环节均可以提供全职的工作岗位，且这些工作岗位还存在一定的增值效应，即一份中药资源工作在

其他领域可以产生额外的工作岗位，增值系数大致为2.2～4.0。据不完全统计，截至2013年，全国从事中药资源相关的就业人数超过500万，随着中药资源的深入开发利用，将会产生更多的工作岗位，为社会稳定和经济发展发挥巨大作用。

2. 保障人类健康，保证药物供给　中药一直在中国的国民健康体系中扮演着重要的角色，中药资源对人类健康的保证和促进，具体包括对疾病预防、诊断、治疗和保健等几个方面，可以是直接的产品所产生的作用，也可包括间接作用。

自古以来，人类就依赖药用动、植物来治病，经过几千年的发展，药用植物不仅没有从人类的生活中减退或消失，而且占有愈来愈重要的地位。现在，不仅发展中国家有80%的人依赖植物药治病，就是在发达国家，也有40%以上的药物来自药用植物，从植物药中开发新药已成为目前药物研究的热点。随着自然环境的不断恶化，生物多样性严重丢失，在人类不断丧失药用植物资源物种多样性的情况下，疾病谱多样性却不断增加，中药资源的保护和合理开发利用更加迫在眉睫。

3. 有利于中药资源的保护和合理开发利用　由于中药资源开发利用缺乏科学性，开发利用率低造成了中药资源保护与开发利用矛盾日益突出。目前，许多野生中药资源都由于过度的采挖，严重破坏了当地的物种多样性和生态系统的平衡。而中药行业的需求剧增又加剧了中药资源保护与开发利用的矛盾。因此，解决中药资源的合理开发利用问题，提高中药资源的人均占有量，直接关系着中药产业的发展。中药资源的利用与保护是相辅相成的两个方面，是关系到多部门、多行业和多学科交叉的一项系统工程。在中药资源的开发利用上，不仅要考虑其生产的经济效益，也要考虑其社会效益和生态效益，对中药资源的社会效益评价有利于资源的保护，促进其科学开发利用，也有利于使资源开发和使用企业承担更多的社会责任，从而加强对中药资源的保护意识和促进科学合理的开发利用。

4. 有利于弘扬传统文化，加快中医药文化资源的开发　中医药是中华民族传统文化的精华和瑰宝，对中华民族的繁衍昌盛做出了伟大的贡献，并以其独特的理论体系、显著的疗效、浓郁的民族特色、极为丰厚的文化内涵，成为人类医药科学宝库的珍贵财富，是中国乃至世界文化遗产的重要组成部分。合理的中药资源利用可以进一步弘扬传统文化以及开发中医药的文化资源。目前，国内少数中药企业已经开始了此项工作。例如，中国首批非物质文化遗产名录中，有9项传统医药学文化遗产榜上有名，分别是中医对生命与疾病的认识方法、中医诊法、针灸、中医正骨疗法、同仁堂中医药文化、胡庆余堂中药文化和藏医药文化等内容，已逐步形成了独具特色的中医药文化产业，形成新的经济增长点。总体来说，中医药文化资源的开发和利用尚处于起始阶段，如何去重视、开发和利用中医药文化资源，使其重新焕发光彩，成为新的经济增长点，值得我们认真思考和研究。

重点小结

一、基本概念

1. 中药资源评价　按照一定的评价原则、依据、指标，对区域内的中药资源的数量、质量、时空分布、可持续利用等方面进行的定性或定量评定和估价。包括资源种类、蓄积量、资源的质量、资源的可利用性和资源的可持续发展等方面。

2. 经济蕴藏量　也称经济量，某一时期内一个地区具有可利用经济价值的那部分中药资源蕴藏量。

3. 年允收量　在一年内允许采收的中药资源总量，即在不影响药用生物的自然更新和保证可持续利用条件下的采收量。

4. 中药资源蕴藏量　区域内某种中药资源自然蓄积下来的生物物质总量。

二、基本内容

1. 中药资源评价的内容　包括对区域资源评价，全国性和地区性中药资源评价，或为特定区域开发利用、生物保护等工作而开展的区域性资源评价；单种资源（药材）的专项评价与多种资源同时进行的综合评价；珍稀濒危生物资源保护区建设等专业性评价，或资源开发利用为目的的生产性评价。

2. 中药资源评价的方法

中药资源的数量与质量评价

	中药资源评价的方法特征	评价方法	评价的主要内容
数量评价	中药资源的种类数量及其蕴藏量或储量等	定性评价 定量评价	药用生物：种群数量、分布面积、分布密度、种群年龄和性别结构及药用部分蕴藏量、药材产量 药用矿物：探明储量、可采储量和远景储量等
质量评价	中药资源结构特征、资源的品质特征、资源的多用途等	经验判断法 极限条件法 定量评价法	区域中药资源种类的数量、种群密度、年龄、性别结构等种群特征、资源的蕴藏量和药材产量

中药资源的效益评价

评价方法	定　义
经济效益评价	借助于经济学原理和方法全面分析和评价中药资源所能产生的经济价值，通常采用收益/成本法
生态效益评价	指人们在生产中依据生态平衡规律，使自然界的生物系统对人类的生产、生活条件和环境条件产生的有益影响和有利效果，它关系到人类生存发展的根本利益和长远利益
社会效益评价	指对以共同的物质生产活动为基础而相互联系的人们，在利用中药资源物质或是使用劳务时所产生的益处的核算

扫码“练一练”

第六章　中药资源开发利用

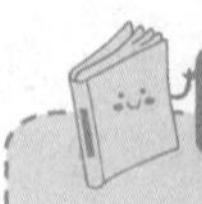

要点导航

1. **掌握**　中药资源开发利用的原则。
2. **熟悉**　中药资源开发利用的途径和方法。
3. **了解**　中药资源的综合开发利用方式。

人类社会的进步和科学技术的发展，为中药资源开发利用赋予了许多新的内容，中药资源的开发利用在继承和发扬中医药学遗产的基础上，已进入新的发展阶段，近年来，中药资源深层次的开发和综合利用，取得了明显的经济效益和社会效益，为增进人们健康和丰富人民生活发挥了广泛而积极的作用。

扫码“学一学”

第一节　中药资源开发利用的原则和途径

中药资源开发利用的目的在于合理地、充分地应用和发展中药资源，使其更加有利于防病、治病、康复和保健，保障人们身体健康，同时，加强在畜牧业、农业、食品及化工等各方面的综合利用，进一步造福人类，实现其社会效益、经济效益和生态效益综合利用。

一、中药资源开发利用的原则

中药资源开发利用研究是在中药资源调查的基础上，当对某中药资源认知达到一定深度以致可以从区域的角度提出资源综合开发利用时而进行的综合研究。

1. 效益最大化原则　效益最大化原则就是指中药资源开发利用过程中不仅要考虑经济效益，还要考虑社会效益和生态效益，在开发过程中，为了达到特定的目的，采取一些措施和办法，投入一定的人力、财力、物力之后，所产生的效果或收益要达到效益最大化。在资源开发利用中，应力争以最少的劳动和物化劳动消耗，为全社会提供更多的使用价值，这是进行资源开发利用研究的根本目的。

由于中药资源的开发利用是一种社会经济现象，必然要考虑经济效益问题，即开发利用中药资源必须与资源的性质相适应，做到低成本、高收入。各个地区具有的经济文化基础、交通运输状况、劳动力多少、民族构成等社会经济条件不尽相同，会影响和制约着区域性资源的开发与利用。因此，要立足当地现有资源，选择有一定开发基础并有发展潜力的种类进行综合开发与利用，才能做到投资少、见效快、收益大。同时，应不断加强开发利用的深度与广度，做到既能充分利用资源，又能取得最佳经济—社会—生态效益。如对山区坡地的中药资源进行开发利用时，应考虑山地的区位优势，适宜种植那些产量高、质量好的药材，并能充分发挥土地的生产能力，能够不断提高单位面积中药材的产量。例如，

巴戟天为广东肇庆地区著名的“道地药材”，在当地主要种植区域属于丘陵山坡，一方面充分利用了当地山坡丘陵，另一方面也能获得品质优良、产量高的巴戟天药材，加上当地种植历史悠久，形成了特有的巴戟天种植、销售、加工等一条龙的中药资源开发产业链。近几年巴戟天经济效益比较高，加上当地土地资源有限，致使在广东甚至其他省份的山区都纷纷效仿开展巴戟天的种植，但由于产地加工、运输成本较高，导致这些零散分布的巴戟天种植户获利甚微，社会效益就不是十分明显。再如，肉桂也是广东肇庆地区著名的“南药”，人工种植已有近20年的历史，常与巴戟天间作套种在山坡丘陵处，并可避免巴戟天种植后引起的水土流失现象。目前，随着商品生产的发展，当地农村大力开展农作物副业的开发，对肉桂进行多层次的加工，除了销售桂皮、桂枝外，利用水蒸气蒸馏的方法，将肉桂叶加工成肉桂油，作为药品、化妆品、饮料等的原料，销往全国以及欧美等国家，经济效益可观。

2. 生态系统平衡原则　生态系统平衡原则就是中药资源开发量要与其生态更新能力相适应，对自然生态系统里中药资源开发量要小于资源的生长、更新量，使生态系统能保持动态平衡稳定。只有保持某种药用生物资源再生量与资源利用量之间的比值≥1，才可以做到药用植物资源的可持续利用。每个生态系统都有其特定的、大小不同的能量流动和物质循环的规律，其生态平衡关系也有差异，自然生态系统中的中药资源更新的速度、规模、完整性均有差异。例如，在荒漠草原生态系统中，植被的光能利用率只有0.1%～0.3%，而高产玉米可达4%～5%，它们之间的物质循环规模有很大差别。但不管各生态系统之间能量流动的规模相差有多大，只要其系统内部各个组分上能年复一年保持这一水平，那么这个系统就是相对稳定的，或者说是维护了生态平衡；如果每年从该系统取走的大量物质和能量，超出了维持资源更新的界限，而得不到适当的补偿，则必然引起该系统能流、物流规模的持续降低，从而失去平衡；如果这个过程长久持续下去，则导致该系统退化，直至崩溃。例如，中国西北地区的甘草、麻黄、沙棘等药材，本身是防沙、固沙的重要植被，一旦被大量采挖，必然加速土壤沙化进程，随之而来的就是草原整体退化、生态环境恶化迅速蔓延。据测算，每挖1kg的甘草根会破坏草场2～4m^2，每年挖5000kg甘草就意味着1万～3万hm^2草场受损。因此，在甘草的主产区，其开发量每年应该控制在多少范围，才不至于破坏生态的平衡稳定，需要利用中药资源学、生态学等相关技术方法科学计算其最大持续产量，合理开发利用。

3. 生态适应性原则　生态适应性原则就是遵循中药资源区域适宜性分布规律，地域的不同，所处的地理位置、范围大小、地质形成过程、开发利用历史等在空间分布上的不平衡，使得每种中药资源的种类、数量、质量等都有明显的地域性。如矿产资源的分布，主要取决于地壳内部的物质在不同地质时期的成矿活动情况。土壤资源的适宜性和限制性的不同，则是因为野生动、植物和农作物、林木、牧畜都要求不同的适生条件所造成的。中药资源中“道地药材”的形成，其重要的原因，就是地域分布差异所造成的，也是导致目前中药质量复杂多变的主要因素之一。同一物种因产地不同，质量有明显的差异，如当归、天麻、人参、巴戟天、砂仁、广藿香等具有鲜明的地域分布特点。因此，在进行中药资源开发利用时，首先按照某地区资源的种类、数量、质量、性质等实际情况，采取最合理的方式、途径和措施来开发利用某地区的资源。重点发展与该地区资源优势最相适应的产品，使其成为该地区经济的主导或拳头产品，并以此带动该地区经济社会的发展。例如，人参

为中国主产的名贵药材，自然资源主要分布于长白山小兴安岭针阔叶混交林、杂木林及灌木林下。人工栽培人参技术早已成功，目前生态环境最适宜林下参种植的主要区域是辽宁和吉林，并已形成产业化。

4. 可持续利用的原则 可持续利用的原则就是把当前利益与长远利益相结合，不能为了满足某地区部分人当前的利益，不考虑中药资源长期的可持续利用。受生产力发展水平的限制，过去人们开发利用资源的广度和深度都是有限的，同时，生物、土地、矿产资源的数量、面积也是有限的。当今社会，人类正用最先进的科学技术手段，以前所未有的速度和规模来开发利用资源，使资源种类不断减少，数量日显不足，质量日趋下降。因此，开发资源要有规划，要与国民经济的发展速度相适应，还要考虑当地可利用的资源蕴藏量。要树立自然资源是经济社会发展的物质基础，是一种资产，是国民财富的重要组成部分的观念，中药资源是自然资源的一部分，也是社会资产财富的组成部分，需要社会和全民的监督、管理和合理利用。

红豆杉在自然条件下生长速度缓慢，再生能力差，中国共有 4 个种和 1 个变种，包括云南红豆杉 *Taxus yunnanensis*、东北红豆杉 *T. cuspidata*、西藏红豆杉 *T. wallichiana*、中国红豆杉 *T. chinensis* 和南方红豆杉 *T. chinensis* var. *mairei*。在 20 世纪 90 年代，由于发现其树皮中含有昂贵的抗癌物质——紫杉醇，红豆杉资源遭遇掠夺式采挖，导致野生资源存有量锐减，目前中国红豆杉种植面积不断扩大，基本保障了药用的需求。红豆杉开发利用的例证告诫人们，在资源开发利用时要遵循可持续利用的原则，只利用，不保护，只顾当前利益，不顾长远发展的掠夺式开发利用是不可取的，只有对资源进行合理利用与保护更新，才能实现永续利用的目的。

5. 综合开发利用原则 综合开发利用原则就是对某区域内的所有资源进行合理的整合并加以利用。这是因为在一定范围内，资源组成是互相促进、互相制约的综合体，土地资源是农业最基本的生产资料，从物质交换和能量转化角度来看，它的农业利用应组成一个统一的整体，农业可以生产牧业所需的饲草料；畜牧业可以供给农业有机肥料，林业除本身能发挥综合作用外，还可以保护农牧业生产的顺利进行。因此，在开发某地区的土地资源时，不仅要考虑耕地资源的作用，而且要考虑林地、草地以及中药等其他资源的开发，实现一业为主，农林牧副多种经营，全面发展。

二、中药资源开发利用的途径和方法

中药资源开发利用的方法和途径多种多样，主要途径是充分利用已知资源和寻找可以利用的新资源。中药新资源泛指新利用和发现的具有药用价值的物种、新的入药部位、拓展疗效的药物和采用现代科学技术利用的植物、动物和矿物等。

（一）通过资源普查寻找新资源

中国已经进行了三次大规模的中药资源普查，发现了不少新的中药资源，如新疆阿魏、贝母、紫草，西藏的胡黄连，云南的诃子、马钱子，广西的安息香，海南的大风子、降香等。随着目前正在试点的第四次中药资源普查工作的推进，将会有更多新的中药资源被发现。

（二）利用文献资料寻找新资源

中国历代医药学家在与疾病作斗争中积累了大量宝贵的用药经验和技术，为后代留下了十分丰富的史献资料，特别是本草著作与方书，既系统又完整，从中可以筛选挖掘出许多药源与有效药物。中国的古代医药文献浩如烟海，古代本草文献主要有《神农本草经》《名医别录》《雷公炮炙论》《新修本草》《经史证类备用本草》《本草衍义》《本草品汇精要》《本草纲目》《本草经疏》《本草汇言》《本草纲目拾遗》《本草求真》等。这些传统珍贵文化遗产给我们开展中药新资源研究提供了丰富的线索和经验纪实，本草资料不仅如实反映了不同历史时期药物品种的变迁情况，同时也反映出新品种、新资源不断利用的情况。如古本草记载的贝母原为多品种中药，不仅包括百合科贝母属植物，而且还含有其他科植物，《本草纲目》援引陆玑曰："叶如栝楼，而细小。其子在根下，如芋子，正白，四方连累相着，有分解。"对照其描述，实际是指葫芦科土贝母 *Bolbostemma paniculatum*。直到清代，才被作为新药从贝母中分出，名"土贝母"。发掘古籍资源已经获得了可喜的成果，众所周知"青蒿素"的开发研制就是以晋代葛洪《肘后备急方》的记载为基础的。可见，对中国古代药学及有关文献加以深入挖掘和利用寻找，对中药新资源的开发有重要意义。

随着人们健康保健意识的提高，药物研究成果的不断积累，药学文献日益增加，数量庞大，而且种类也越来越多。仅中国目前公开发行的中药学、药学专业期刊就有 100 多种，如《中国中药杂志》《中草药》《中药材》等。从国内外现代文献中吸取和借鉴理论、技术、方法和经验，对中药新资源的寻找也具有重要的意义。如中国科学院沈阳应用生态所完成的"月见草油做降高血脂药物的研究（1981～1985 年）"，其立题是来自 1977 年 4 月 17 日英国观察家报（The Observer）一条消息，进而查阅 C. A. 等文献 500 余篇，借鉴文献研究资料，研究完成了其新药的试制与投产。刺五加根中含有多种糖苷，与人参有相似的生理活性，原黑龙江省中医研究院借助于前苏联文献，利用当地资源，研制成了刺五加片剂、口服液等滋补安神强壮药。

（三）利用民族和民间医药信息开发新资源

中国是一个多民族国家，各民族在历代繁衍的历史长河中形成了自己独特的医药传统，各地民间也广泛流传着使用中草药防病治病健身的大量信息。这些信息，或是经文字记载下来，或是口传而保留下来，都是经过了临床检验的中药资源利用的经验，这也是探索、调查、发掘、整理、研究与提供新药源的信息宝库。中国已从民族药民间药中开发出多种新药，著名的如治疗中风瘫痪的苗族药灯盏细辛注射液，治疗肝炎的哈尼族药青叶胆片，还有用江西民间草药草珊瑚开发出的"复方草珊瑚含片"，以黑龙江民间草药满山红为原料开发出的止咳平喘药"复方满山红糖浆"等。还有从河南民间用于治疗食管癌、贲门癌的草药冬凌草中开发出来的一种抗癌新药"冬凌草素"，从安徽民间用于抗血吸虫的百合科植物萱草根中提取出来抗血吸虫药"萱草根素"。另外，有些中药也来自民间药，如罂粟科的夏天无来自江西民间药；毛茛科的猫爪草来自河南民间药；唇形科的断血流、白毛夏枯草，檀香科的百蕊草，小檗科的江南牡丹草均来自安徽民间药；豆科鸡骨草、葫芦科的罗汉果均来自两广地区民间药。

国际上十分重视亚、非、拉地区的民族药及土著民族药，并采用现代科研方法进行调查研究以及新药开发，在学术上形成了民族药学、民族药理学、民族植物学等分支学科。如美国专业考察队从肯尼亚、埃塞俄比亚民间传统草药中，发现卫矛科齿叶美登木 *Maytenus serrata* 和卵叶美登木 *M. ovatus* 果实的乙醇浸出液，含有显著的抗癌活性物质美登木素（maytansine）。

（四）利用植物的亲缘关系开发新资源

亲缘关系相近的植物具有相同或相似的生物合成功能，故在植物类群中常表现出亲缘关系相近的种，不仅形态和结构相似，新陈代谢类型和生理生化特征亦相近，且化学成分组成及疗效类同。可充分利用植物所含的化学成分与植物亲缘关系的规律，去不断寻找和扩大新的药物资源。美国科学家在寻找抗癌药物资源时，在埃塞俄比亚发现卫矛科植物卵叶美登木，其抗癌活性成分为美登木素（maytansine），但含量甚微。利用上述规律，很快在肯尼亚发现巴昌美登木，其美登木素含量比卵叶美登木高 3.5 倍；继而发现与美登木属近缘的南川卫矛 *Euonymus bockii*，其美登木素含量又比前者高 6 倍。20 世纪 50 年代初，中国需要大量从印度进口蛇根木 *Rauvolfia serpentina* 来提取降压药利血平（reserpine），依据这一理论寻找到了中国分布的同属植物萝芙木，解决了进口原料问题。从一种药物的研究利用扩大到本属其他物种的利用例子还有很多，如从治疗慢性支气管炎的兴安杜鹃 *Rhododendron dahuricum* 扩大到杜鹃属多种植物的广泛利用。

（五）利用活性成分化学结构的相似性寻找新资源

绿色植物体内存在着光合作用等相同的初生代谢过程，其次生代谢虽然在不同植物之间会有不同，但也仅为有限几个次生代谢途径，因而很多次生代谢产物可以在多个类群中存在，其分布具有一定的规律性。据此，在某类药用植物中存在含量很低的药用活性成分，有可能会在有限的其他类群中具有更高含量。湖南土家族习用紫金牛科植物紫金牛来治疗慢性气管炎，后证实其镇咳化学成分为岩白菜素（bergenin），而岩白菜素最初是从虎耳草科植物中研究获得，据此很快在虎耳草科挖掘出多种具有高岩白菜素含量的资源植物。这一发现，证明利用活性成分化学结构的相似性寻找新资源这种方法是可行的。

（六）药用动物资源替代品的开发

动物类药材在中国有悠久的应用历史，疗效独特，具有类似功效可以相互替代的资源种类稀少。目前，珍稀濒危动物药材替代品的研究很受业界重视，国家也采取了一系列科学保护和合理开发利用政策，并取得了显著成绩。例如，麝香的人工合成、熊胆引流技术开发、虎骨与犀角替代品的研究以及牛黄体外培育技术均已获得了突破性进展，人工麝香和体外牛黄等均已作为中药生产原料使用。

用塞隆骨代替虎骨开发研究就是药用动物替代品开发的一个成功例子。塞隆，系仓鼠科动物高原鼢鼠的藏语名，俗称“瞎老鼠”，生活在海拔 2800～4300m 的高寒草地上，而且终年生活在地下，从未得风湿病，当地藏族人就用其骨头治风湿病，其干燥骨骼就叫塞隆骨。实践证明，塞隆骨与虎骨疗效基本一致。1990 年 6 月，塞隆骨被原卫生部准列为第一个国家一类动物新药材，1992 年获国家级新产品证书。目前已经开发出了用于治疗风湿病的复方塞隆风湿胶囊、威隆壮骨酒等。

（七）海洋药物资源的开发

中国是世界上利用海洋药物最早的国家之一，据统计，中国历代本草收载的海洋药物有 100 多种。中国现代海洋药物的研究经过 40 年的努力，有了长足的发展，特别是近 20 年来，研究的深度和广度明显提高，许多方面都取得了积极的成果。首先，在资源调查方面做了大量工作，积累了许多资料。20 世纪 60～70 年代通过调查，编写了《中国经济海藻志》，收载了很多药用种类，并对古代本草所载海洋药物进行了考证研究，整理了本草药物名称的现代基源，为正确使用传统海洋药物提供了参考。其后又陆续出版了一些全国性或

不同海区的海洋药物专著，如《中国药用海洋生物》和《南海海洋药用生物》等以及黄海、渤海、东海等海域海洋药用资源的调查报告。

20世纪70年代后期，中国海洋药物研究出现了高潮，海洋药物成为国内海洋综合考察及天然药物开发的热点。1979年7月中国首次海洋药物座谈会的召开，标志着中国现代海洋药物研究开发全面展开。为了促进海洋药物研究的广泛交流，中国海洋学会创办了世界上惟一报道海洋药物信息的专业性杂志《中国海洋药物》，引起国际上高度重视和浓厚兴趣。

海洋药用生物是中药资源的组成部分。40年来经过海洋药用资源调查，初步了解了中国海洋药用资源的现状。据报道，目前中国的药用海洋生物有1000多种，同古代相比，海洋药物的应用有了大幅度增加。

传统海洋药物中，有些种类今天仍广泛应用，各版药典均有收载，《中华人民共和国药典》收载了海藻、瓦楞子、石决明、牡蛎、昆布、海马、海龙、海螵蛸等10余个品种。其他主要还有玳瑁、海狗肾、海浮石、鱼脑石、紫贝齿及蛤壳等。

海洋药用资源的养殖是扩大药物来源的重要途径。50年来，中国海产养殖发展较快，许多种海洋药用生物养殖成功，有的已实现了大面积的人工生产和工业化生产，改变了完全依附于自然的被动、落后状态。如2015年版《中华人民共和国药典》收载的海马为海龙科动物线纹海马、刺海马、大海马、三斑海马或小海马（海蛆）的干燥体。海马过去一向靠捕捞，即使是多基源用药仍难以保障，屡屡出现货源吃紧的情况。经过多年研究，掌握了海马的习性和繁育技术，目前中国广东、山东、浙江等地已先后建立起海马人工饲养场，现已能提供部分产品。再如中药石决明为鲍科动物杂色鲍、皱纹盘鲍、羊鲍、澳洲鲍、耳鲍或白鲍的贝壳。鲍的饲养不仅早已获得成功，而且生产能力也不断提高，近年已投入大规模工业化生产。海带为药食兼用的资源，由于生产技术十分成熟，养殖非常普遍，目前产量居世界首位。其他已实现人工养殖的海洋药用生物有牡蛎、海参、珍珠、海胆、鲎、紫菜、裙带菜、石花菜等。

（八）生物技术开发新药源

利用现代生物技术或生物化学技术对珍稀濒危和繁殖困难的药用植物，采用组织培养、发酵工程和基因工程等生物技术手段，开发并扩大新资源生产用以满足日益增长的社会需求，对其生物多样性保护和中医药产业发展都是一条有效的途径。

1. 植物组织培养　是基于植物细胞全能性而发展起来的一类生物技术。植物细胞的全能性是指植物每个体细胞都具有的、在无菌和离体培养的特定条件下能够诱导其分化成器官和再生形成完整植株的潜在能力。广义的组织培养是在通过无菌操作把植物体的各种结构材料（即外植体）接种于人工配制的培养基上，在人工控制的环境下进行离体培养，以获得再生的完整植株或生产具有经济价值的其他产品的技术。根据培养对象的不同，植物组织培养可以分为胚胎培养、茎尖培养、花药和花粉培养、器官培养、组织培养、细胞培养、原生质体培养等。植物组织培养已经成为生物学领域一种常规和常用的生物技术，被广泛应用于植物的组织脱毒、快速繁殖、次生代谢物质的生产、工厂化育苗等多个方面，在珍稀、濒危药用植物资源保护和开发方面具有广阔的应用前景。

药用植物组织培养与田间栽培生产相比，具有以下优点：①培养条件可以人为控制。植物组织培养完全是在人为提供的培养基和小气候环境条件下进行的，摆脱了自然界中

季节、昼夜变化对植物生长的影响以及灾害性气候和病虫害对植物生长的不利影响，培养条件均一，对植物生长更为有利，使组织培养物长期稳定地培养和生产成为可能。②培养物的生长周期短、增殖率高。培养物的生长周期一般多为20～30天，周期短，繁殖率高，能提供规格一致的优质种苗或脱病毒种苗，对珍稀、濒危的药用植物育种等具有明显的优势。③管理方便，利于工厂化生产和自动化控制。植物组织培养是在一定的场所和环境，人为提供一定的温度、光照、湿度、营养、激素等条件下进行的，有利于高度集约化和高密度工厂化生产，也利于自动化控制生产。它与田间栽培相比可节省田间管理等工作所需要的大量繁重的体力劳动，还可以节省田间种植所需要的土地。如铁皮石斛、白及、半夏等组织培养已获成功并应用于生产。

2. 发酵工程 发酵工程（fermentation engineering）是指采用现代工程技术手段，利用微生物的某些特定功能，为人类生产有用的产品或直接把微生物应用于工业生产过程的一种新技术。发酵工程的内容包括菌种的选育、培养基的配制、灭菌、扩大培养和接种、发酵过程和产品的分离提纯等方面。药用真菌是一类重要的中药资源，如灵芝、茯苓、猪苓、蜜环菌、黑木耳、银耳、冬虫夏草等，具有悠久的药用历史。解决药用真菌资源紧缺的一条途径就是人工规模化栽培，另一条途径是开展工业化发酵培养。发酵类型可以分为以下五种：菌体发酵、酶发酵、代谢产物发酵、微生物转化发酵和生物工程细胞发酵。目前已经有多种药用真菌通过发酵培养的方法获得了药用活性物质，为制药工业提供原料，如冬虫夏草、灵芝、茯苓的药用菌体发酵等。

发酵工程具有如下特点：①发酵过程以生物体的自动调节方式进行，数十个反应能够像单一反应一样，在发酵设备中一次完成；②反应通常在常温、常压下进行，条件温和，能耗少，设备较简单；③原料通常以糖蜜、淀粉等糖类为主，可以是农副产品或可再生资源（植物秸秆、木屑等），微生物本身有选择地摄取所需物质；④容易生产复杂的高分子化合物，能高度选择在复杂化合物的特定部位进行氧化、还原、官能团引入等反应；⑤发酵过程需要防止杂菌污染，设备需要进行严格的冲洗、灭菌，空气需要过滤等。

冬虫夏草菌丝体的发酵培养就是成功利用发酵工程技术培育药用真菌资源，并应用于中药保健品生产原料的实例。目前人工虫草菌丝粉及其制剂已在临床上广泛地试用于治疗心律失常、慢性肾衰竭、性功能低下、慢性支气管炎，降血脂，用于乙型肝炎、恶性淋巴瘤、血小板减少症、冠心病等的辅助治疗，均取得了良好的治疗效果，并已成功开发出金水宝胶囊、至灵胶囊、宁心宝胶囊和百令胶囊多种产品。

3. 基因工程 基因工程（gene engineering）是将经过重组的基因通过一定的生物工程技术手段转入生物体，创造出具有新的遗传特性的物种。基因工程是生物工程的一个重要分支，它与细胞工程、酶工程、蛋白质工程和微生物工程共同构成了生物工程。

基因工程一般包括四个步骤：一是获得目的基因（符合人们要求的DNA片段）；二是带有目的基因的重组载体构建；三是把重组载体在受体细胞中的克隆；四是目的基因在宿主中的表达。基因工程可以克服药用植物遗传育种的盲目性，提高抗逆性和产品品质。有目的地对珍稀、濒危药用植物进行品质改良，增强抗病害和抗虫害能力，提高活性成分生产能力，将为中药资源的可持续利用提供新思路。应用比较多的药用植物基因工程是发状根和冠瘿组织培养，能提高药用植物次生代谢物产量。

基因工程的特点：①能打破物种之间的界限，使得动物与植物之间、细菌与动物之间、细菌与植物之间的杂交有了实现的可能；②可以根据人们的意愿、目的，定向地改造生物遗传特性，甚至创造出地球上还不存在的新的生命物种；③由于这种技术是直接在遗传物质核酸上进行，因而创造新的生物类型的速度可以大大加快。基因工程已成为20世纪最重要的技术成就之一。

利用发根农杆菌Ri质粒转化形成的发状根和根癌Ti质粒转化形成的冠瘿瘤组织作为培养系统来生产药用植物活性成分是当今药用植物生物技术研究的热点之一。发状根是植物受发根农杆菌感染后产生的，在感染过程中，发根农杆菌把自身Ri质粒的T-DNA上的基因转移并整合入植物基因组，这些基因组表达后即产生发状根，具有生产速度快、合成次生代谢产物的能力强、无需添加外源性激素等优点，发状根培养已经发展成为继细胞培养后又一新的培养系统。通常情况下，发状根培养生产的次生代谢产物仅限于那些正常植物根中能够合成的物质，目前药用植物发状根培养约有26个科100多种植物已经获得了成功。

扫码“学一学”

第二节　中药资源综合开发利用

随着科学技术的发展，学科间的相互渗透，中药资源的开发利用研究不断地扩展和深入。中药资源综合开发利用的目的是依靠先进的技术和各种有效措施，最合理、最充分地利用和发展中药资源。中药资源的综合开发利用不仅体现在深度上，也体现在广度上，即开发深度由中药材原料的开发逐渐深入到中药制剂和其他天然副产品开发以及中药化学成分的开发，开发广度由以中药为主扩展到以中药资源为原料，开发出中药保健食品、中药化妆品、农药、中药饲料添加剂、中药天然色素和香料以及天然甜味剂等许多产品。同时，对非传统入药部位以及生产中的药渣进行深入开发利用研究，做到物尽其用，也是中药资源综合开发利用的重要途径。

一、非中药产品综合开发利用

（一）中药保健食品开发

中药保健食品是指以中医药理论为指导，在天然食物中加入既是食品又是药品的可食用中药材（原卫生部公布的品种），经过适当加工而成的适宜于特定人群食用，具有促进健康、减少疾病发生、调节机体功能的食品或食品成分。保健食品可以长期服用，无副作用，但不能取代正常的一日三餐；可以选择性地作用于人体或细胞的生理过程，长期服用可以促进健康，减少疾病的发生。

用于保健药品和保健食品的中药，多为药食同源品种，如人参、西洋参、黄芪、党参、五味子、当归、山药、枸杞子、地黄、麦冬、山茱萸、山楂、百合、茯苓、大枣、蜂王浆（蜂乳）、沙棘等。这些药食同源的中药大多富有营养，又能提高机体免疫功能且无毒副作用。

中药保健食品种类有很多，按照工艺特点，药食两用的保健食品可以是一般食品形态，包括茶饮类（袋泡茶）、鲜汁类、汤液类（口服液）、速溶饮类、糊类、糖果类、蜜饯和糖渍小食品类、米面食品类、药酒类、露类、蜜膏类、粥类等，也可以是片剂、胶囊等形态。市场常见产品如“枸杞酒”、“茯苓夹饼”、“人参蜂王浆”、“银杏茶”、“杜仲茶”、“王老吉凉茶”以及“蜂胶黄芪胶囊”、“圣曲胶囊”、“红曲片”、“极草含片”（虫草片剂）等；

另外，按照保健品所具有的保健功能可以将其分为免疫调节、调节血脂、调节血糖、延缓衰老、改善记忆、改善视力、促进排铅、清咽润喉、调节血压、改善睡眠、促进泌乳、抗突变、抗疲劳、耐缺氧、抗辐射、减肥、促进发育、改善骨质疏松、改善营养性贫血、对化学性肝损伤有辅助保护作用、美容（祛痤疮、祛黄褐斑、改善皮肤水分和油分）、改善胃肠功能（调节肠道菌群、促进消化、润肠通便、对胃黏膜有辅助保护作用）等。其中增强免疫、延缓衰老类保健品以及具有美容功效的保健食品和儿童增智保健食品具有巨大的市场。中药保健食品的开发要以中医药理论为指导，以预防和减少疾病为目的，以特定人群为服务对象。不同的保健品，评价内容与原则不同，一般要求做保健食品功能学评价和安全毒理性检验，安全性、保健性和营养合理性的中药保健食品是今后主要的研究方向和发展趋势。

（二）天然香料、香精的开发与利用

香料是“香”的物料，是具有挥发性的有香物质的总称，有时也称香原料。香料可以提供香的氛围，给人愉悦、轻松感，同时，香料本身还具有抑制细菌繁殖的作用，因此可用于杀菌、防腐、避臭。香料有天然香料和合成香料之分，天然香料包括植物精油、酊剂、浸膏、净油等，一般是复杂的混合物，可通过蒸馏、萃取、结晶等方法和化学处理分离得到单一成分香料，成为单离香料。合成香料指以石油系或者煤焦油系的化学品，或者以单离香料为原料，通过化学合成所得的香料，也称调和香料或者香精。合成香料含有与天然芳香成分相同的物质，也有自然界不存在而香味存在的物质。植物类香料常见的有玫瑰油、薰衣草油、橙叶油、檀香油、杏仁油、紫苏油、橙油、香叶油、薄荷油、当归油等，动物类香料常见的有麝香、灵猫香、海狸香和龙涎香等。

中国芳香性植物资源十分丰富。据调查，香料植物资源约有400余种，如肉桂、八角、花椒、胡椒、荜茇、丁香、薄荷、陈皮、砂仁、干姜、高良姜等。可以直接应用于食品或者饮料，作为调味料或矫味剂的香料植物，称为食用香料植物。根据食用香料植物的利用部位不同，可分为根茎类香料植物，如姜、高良姜、菖蒲等；树皮类香料植物，如斯里兰卡肉桂、中国肉桂、川桂皮等；花类香料植物，如菊花、桂花、金银花等；果实和种子类香料植物，如花椒、柠檬、茴香、胡椒、八角等。食用香料植物的开发利用，在农业和食品中具有重要的地位。作为赋香原料，天然药用植物具有独特的优越性，不仅具备上述条件，而且增强了食品的抗腐败和抗氧化性，甚至起到了保健食品的作用，是人工合成香料远远不能比拟的。因此，无公害植物性香料日益受到人们的青睐。药用植物中食用香料开发利用，可根据食品口味的基本类型进行分类调配，甜味食品适用的香料植物主要有斯里兰卡肉桂、中国肉桂、茵陈蒿、八角、茴香、姜、迷迭香等；酸味食品适用的香料植物有胡椒、茵陈蒿、牛膝、芥菜、斯里兰卡肉桂、中国肉桂等；咸味食品适用的香料植物有胡椒、蒜、肉豆蔻、葛缕子、小豆蔻、莳萝等；油脂类食品适用的香料植物有洋葱、辣椒、洋香菜、蒜、牛膝、肉豆蔻等。此外，丁香和桂皮等的精油以及小豆蔻、芫荽子、众香子、百里香等的精油还有一定的防腐作用。

近年来，人们对芳香植物和精油的治疗效果日益关注，芳香治疗已得到社会大众的认可。在治疗中以植物精油为基本治疗物质，通过植物精油焕发机体本身的治愈力，如柑橘油可散发出使人愉快、有清新感的香气，既能解除疲劳，又能减轻烦恼。有些植物精油对神经系统有兴奋或镇静作用，可根据精油香气特征调配成多种具有保健功能的产品。

（三）天然甜味剂的开发

甜味分子大多数兼有亲水和疏水双重性，一般具有特殊的空间结构，能和味觉中的甜味受体特异结合，因此能让人产生甜味。甜味剂包括常见的糖类，如蔗糖、麦芽糖等以及化学合成高甜度物质，如糖精、天冬氨酰苯丙氨酸甲酯；还有一类是天然非糖类甜味剂，如甜菊苷、悬钩子苷、甘草甜素、罗汉果苷、水龙骨甜素、青钱柳苷等。这些天然非糖类甜味剂，多数属于萜类、糖苷类或者黄酮类，可以替代糖类添加在食品中，具有广泛用途，简介如下。

1. 甜菊苷类　原产于南美巴拉圭的菊科植物甜菊茎叶中含有甜菊苷类，可产生甜味，其甜度为蔗糖的10～300倍不等，具有低热能、抗龋齿等特性，适合肥胖症、冠心病、糖尿病和高血压患者食用，无毒，安全。

2. 悬钩子苷和甜茶素　原产中国广西等地蔷薇科植物甜茶叶中含有甜味物质悬钩子苷，同时含有无甜味的配糖体，配糖体在茶叶揉搓和干燥的过程中，发酵水解可得到甜茶内酯，甜茶内酯具有甜味，甜度是蔗糖的600～800倍，并且可以防霉防腐，经常用做酱料的甜味剂。

3. 甘草甜素　甘草甜素又称甘草酸，来自豆科植物甘草和光果甘草的根，甜度是蔗糖的200倍。由于甘草酸水解后得到甘草次酸无甜味，所以一般使用甘草酸钠盐或者铵盐做甜味添加剂。

4. 罗汉果苷　罗汉果苷是葫芦科植物罗汉果果实中含有的配糖体，为无色粉末，甜度约是蔗糖的300倍，而且耐热、耐酸，甜味滞留时间长，并兼有治疗感冒和咽喉疼痛的功效。

5. 水龙骨甜素　水龙骨甜素是水龙骨科属欧亚水龙骨的根茎中含有的甜味配糖体，甜度为蔗糖的3000倍，但含量极低，只有0.03%。

6. 青钱柳苷　胡桃科植物青钱柳是中国特有的速生树种，其树皮、叶具有清热消肿及止痛功效，可治疗顽癣，同时树叶中含有青钱柳苷，是一种甜味剂，甜度是蔗糖的250倍。

7. 紫苏醛肟　紫苏的茎叶中含有挥发油紫苏醛，紫苏醛本身无甜味，但经脂化可以得到有甜味的紫苏醛肟，其甜度为蔗糖的2000倍。

（四）天然色素的开发

天然色素指存在于自然界的有色彩成分，可用于食品、药物和化妆品以及织物的着色。以食品着色为主要目的的添加剂称为着色剂，也称食用色素。常用的有辣椒红、甜菜红、红曲红、胭脂虫红、高粱红、姜黄、栀子黄、胡萝卜素等。其中红曲色素来自于红曲（籼米在紫色红曲霉菌作用下，深层发酵精制而成），是一种纯天然、安全性高、有益于人体健康的食品添加剂。红曲色泽鲜艳、色调纯正、饱满、光热稳定性好，是天然、绿色、理想的食品着色剂。它应用范围广泛，除了可以用于食品类（肉制品、果汁、色酒、果酱、饮料、糖果、糕点、酱油、保健醋等）的着色外，还经常用于药品类和化妆品类的着色。栀子黄色素是来自于栀子果实的水溶性色素，耐热、耐光，广泛用于面条、糖果、糕点、医药胶囊、塑料玩具等的着色。胭脂虫色素来源于寄生在仙人掌类植物上的同翅目昆虫胭脂虫成熟的虫体，其体内含有大量的洋红酸，洋红酸是一种化学物质，可以作为理想的天然染料，其优点是抗氧化，遇光也不分解，因此广泛地用于食品、化妆品、药品等多种行业。

可以给织物着色的天然色素称为天然染料，很多植物既是染料又具有药物治疗功能，

常见的主要有茜草、苏木、蓝草、紫草、红花、栀子、槐花、荩草、鼠李、皂斗等。茜草的根呈红黄色，含有色素茜素（红色）和茜紫素，是中国应用最早的红色植物染料。马王堆一号汉墓出土的深红绢和长寿绣袍底色，就是用茜草染成的。苏木的木芯中含有较多色素，可以染红，苏木内含有隐色素，能在空气中迅速氧化生成苏木红素，为媒染性染料，对棉、毛、丝等纤维均能上染，但必须经过媒染剂媒染，与其中的金属盐络合产生色淀才能有较好的染色牢度。蓝草指含有靛蓝的植物，包括蓼蓝、菘蓝、木蓝、马蓝，从中提炼出来的蓝靛是驰名世界的中国蓝印花布的染色原料。紫草根断面紫红色，含乙酰紫草宁，紫草宁和茜素相似，加媒染剂可使丝、毛、麻等纤维着色。紫草加椿木灰和明矾媒染可得紫红色，紫草有抗菌消炎、抗病毒、抗肿瘤等多种药理作用，如果采用紫草染色的面料做成内衣内裤，对人体皮肤的卫生保健功能是非常明显的。红花主要用于染红色，是红色植物染料中色泽最鲜明的一种，也是古代染红色的主要原料，为直接性染料，可直接在丝、麻、毛上染色得到鲜艳纯正的深红色。槐的干燥花及花蕾可用做染黄色，色牢度优于栀子。荩草茎叶中含黄色素，可直接在丝、毛上染色，也可以用铜盐（蓝矾）作为媒染剂得绿色，如以不同深浅的靛蓝套染，则可得黄绿色或绿色。鼠李又名山李子、绿子、大绿等，染料色素成分存在于嫩果实和茎、叶之中，称为冻绿，也是古代为数不多的天然绿色染料之一，国际上又称中国绿。皂斗来自于壳斗科植物麻栎的果实，含多种鞣质，属于可水解类鞣质。鞣质与铁盐反应，在纤维上生成无色的鞣酸亚铁，然后被空气氧化成不溶性的鞣酸高铁色淀，所以染色牢度非常优秀。各种鞣质用铁盐媒染大都可得黑色。

（五）植物性农药的开发与利用

随着人们生活质量的提高和对生态环境的关注，无公害农产品成为大家的需求。植物性农药是无公害农产品生产的重要保证，其国内外市场非常广阔。据发达国家经济发展的经验和规律，人均国民收入超过 800～1000 美元之后，市场对农产品和食品的需求就开始由追求数量增长转向追求质量效益方向发展，在中国，农业正经受着由数量型向质量型、由产量型向效益型转变的深刻历史变革。中国现行的以追求数量增长为主的传统农业技术已很难满足和支撑无公害安全农产品生产和保障人民安全健康的需要。为了人类更好地生存和发展，也为了与中国农业可持续发展策略相适应，目前开发的新农药必须具有安全性高、残留低、无公害、生物活性高、使用费用低、选择性高的特性。在上述因素中，首先考虑与环境的相容性，其次是生物活性，未来农药的发展方向将从非选择性农药转向选择性农药，从传统的有机化学物质转向“生态合理农药”、“环境和谐农药”，以利于环境保护，促进农业的可持续发展。天然源农药活性成分是自然存在的物质，自然界有其降解途径。植物性农药是天然源农药的重要组成部分，有着广阔的发展前景。

中国中药资源中明确具杀虫、杀菌作用的植物约有 30 余科 100 余种，其中具开发价值的主要有楝科、菊科、豆科、芸香科、紫草科、唇形科、番荔枝科、毛茛科、大戟科、天南星科等植物。据研究可用做杀虫剂、杀菌剂的常见品种有苦楝、雷公藤、大茶根、侧柏叶、烟草、桃树叶、黄藤根、皂角树叶、除虫菊、野菊花、芦荟、大黄、桑叶、何首乌、黄芩、黄芪、商陆、了哥王、乌桕叶、苦皮藤、臭椿叶、洋金花、黄杜鹃、银杏外种皮、麻黄油等。

近年研究发现的印楝素、苦皮藤素、雷公藤素、胡椒素、尼西那素、番荔枝素、万寿菊素、海藻素等对昆虫都有较高的抑制活性。已产业化生产的品种有硫酸烟碱、印楝素乳

油、川楝素乳油、皂素烟碱可溶乳剂、苦皮藤、羊角扭苷水剂、鱼藤酮乳油、茴蒿素水剂和双素碱水剂等40余种植物性杀虫剂。同时，研究还发现，大蒜精油乳化液具有广泛的杀菌作用，银杏外种皮粗提液对多种果树病害具有一定的防治效果。苦参提取物抑菌活性的研究表明，苦参乙酸乙酯提取物对多种真菌和细菌有显著的抑制作用。烟草、茶饼、鱼藤、雷公藤等植物的提取物能抑制某些病菌孢子的发芽和生长，或阻止病菌侵入植株，另外，还发现茶子、花椒以及某些红树、蕨类植物等具有较强的抑菌活性。大黄提取物可对番茄花叶病毒有抑制活性。紫杉树皮提取液对植物病毒具有较明显的抑制作用。据研究，由商陆、甘草、连翘等几种植物提取物配制而成的复配制 MH11-4 对植物病毒有较好的防治效果。

（六）中药化妆品开发

化妆品是指以涂擦、喷洒或其他类似方法，散布于人体表面任何部位，以达到清洁、消除不良气味、护肤、美容和修饰目的的日用化学工业产品。中药化妆品指含中药的化妆品，以中药作为添加剂或基本上用天然产物制成的化妆品。它集美容化妆和保健治疗、化妆品与药品为一体，能够清洁、美化、修饰人体面部、皮肤、牙齿、毛发等部位，同时对人体起一定程度的滋补营养、保健康复作用，甚至还可以对某些皮肤病起辅助治疗作用。

中药化妆品按功能和作用特点可分为清洁类、护肤类、营养类、治疗卫生类、美化类和健美类等六大类；按使用部位可分为护肤类、毛发用类、指甲用类、口腔用类、眉目用类和面部用类等；按制备工艺和剂型可分为十类：膏剂，如洗发膏和护发素等；水剂，如化妆水、香水等；油剂，如防晒油和浴油等；乳化剂，如润肤霜、发乳等；混悬剂，如香粉蜜、增白粉蜜等；粉剂，如香粉、爽身粉等；胶剂，如指甲油、面膜等；锭剂，如唇膏、眼影膏等；块状剂，如粉饼、酮脂等，其他还有喷雾发胶、摩丝和唇线笔等。

通常以中药提取物或天然营养物质作为化妆品的乳化剂、基质、添加剂。应用较多的植物类中药资源有当归、人参、甘草、五味子、黄芩、黄连、黄柏、桂皮、薄荷、川芎、柴胡、地黄、益母草、半夏、白术、泽泻、大黄、茯苓、何首乌、枸杞子、牡丹皮、防风、独活、羌活、枳实、厚朴、菊花、杏仁、薏苡仁、白芍、麻黄、山楂、党参、槐花、升麻、藁本、紫草、芦荟、白芷、荆芥、生姜、大枣、冬虫夏草和沙棘等。动物药材主要有蛤蟆油、貂油、地龙及蜂蜜等。矿物药主要是滑石粉、麦饭石等。市场上常见的添加中药的化妆品很多，如添加人参提取物以及光果甘草根提取物的丁家宜防晒霜，添加白术、白茯苓、白芍、白及等中草药成分的佰草集新七白美白嫩肤面膜，含有红景天活性成分积雪草苷的红景天幼白面霜，添加蛇油的隆力奇蛇油护手霜，添加芦荟提取物的芦荟香波，添加首乌提取液的首乌洗发膏，添加金银花提取物的花露水如宝宝金水、六神花露水等，还有添加中药提取物的牙膏如两面针牙膏、云南白药牙膏等。

（七）中药饲料添加剂开发

饲料添加剂是指在饲料加工、贮存、调配和使用过程中，为满足动物某些特殊需要而添加的特殊物质的总称，中药饲料添加剂，指以中药为原料制成的饲料添加剂，按国家审批和管理归入药物类饲料添加剂。中药用作兽药或者饲料添加剂，具有来源广，价格低廉，取材容易，很少产生副作用和药物残留等优点，是中药应用于兽医的一个重要方面。

中药作为饲料添加剂或混饲药剂，广泛用于动物防病治病，如防治细菌病毒感染、防治虫证感染、防治隐性乳腺炎，提高动物生产性能如促生长增重、提高繁殖率、增加产蛋

量、增加泌乳量，改善动物产品质量，如改善肉、蛋、乳品质量和风味，提高皮毛质量以及增加产茸量或者用于饲料保鲜。如将穿甘散（穿心莲、甘草、吴茱萸、苦参、白芷、板蓝根、大黄）添加在饲料中，可以治疗鸡传染性法氏囊病。用蒲公英、连翘、金银花等药物粉碎后混于饲料中喂服或灌服，可以治疗奶牛乳腺炎。用大蒜、辣椒、肉豆蔻、胡椒、丁香、生姜等饲喂肉鸡，可以改善肉鸡质量，使鸡肉香味更浓。用黄芪、辣椒等组成的添加剂喂蛋鸡，可以使蛋黄色泽和香味提高。给蛋鸡服用刺五加制剂，促使鸡输卵管总氮量和蛋白质显著增加，提高产蛋率和蛋重。将花椒研细以 0.001% 添加到动物饲料中，可以防止饲料虫蛀变质。

二、非传统入药部位的综合开发利用

一种药用植（动）物的各部位或器官往往有多种用途，如果分别将它们非传统入药部位加以利用，便能提高该中药资源的经济价值。如酸枣是中国北方普遍生长的药用植物，资源丰富，果实可制成果茶、果酱和用于酿酒；种仁为中药材“酸枣仁”；树叶可用来提取芦丁，或作茶叶；果核可制活性炭；酸枣树较耐寒和耐旱，是北方优良的固沙和薪材植物。如加以综合利用，能产生较好的经济效益、社会效益和生态效益。人参是五加科植物，根为常用中药材之一，有大补元气、固脱生津、安神之功效。人参根已被加工 100 多种规格的商品药材，但其地上部分往往弃去不用，现在，从人参茎叶中提取、精制的人参总皂苷，已开发制成人参皂苷片、人参药酒等，此外，人参叶可制成人参茶，人参花制成参花精，人参果制成冲剂和参果酒等。经综合利用后，人参全株各部分均可开发成产品，大大提高了经济价值。红花是菊科一年生草本，其管状花作为药材外，还可以提取红花色素和多糖，同时红花种子可以榨油，红花籽油不仅可以治疗高血压、高血脂，还可以制造油漆和树脂，榨油后的饼粕也是优良的饲料。肉苁蓉的传统药用部位为除去花序的肉质茎，现代研究表明，其花序所含的化学成分与肉质茎基本相同，可以考虑加以利用。另外，有的药用植物，不同器官含有不同化学成分，也可以开发出新用途，如现代研究表明远志传统入药部位根中主要含有皂苷，可用于祛痰，而丢弃的地上部分含有蒽酮类成分，可用于安神，因此可以对地上地下部分加以综合利用，扩展药用价值。再如红豆杉叶中含有与树皮相当的紫杉醇，而且还含有高含量的紫杉醇前体化合物，可以作为提取或者合成紫杉醇的原料，可加以利用。

三、中药渣资源的开发利用

中药材经一定溶剂或方式提取后所剩残渣称为药渣，通常被作为废弃物扔掉。但是往往只是提出了部分成分，尚有许多有效或非有效成分残留在药渣中，有待进一步利用。

（一）药渣中活性成分的开发利用

实验研究证实，药渣中确有一定的有效成分存在。如用 60% 乙醇提取人参有效成分后的药渣，每 100g 干燥品中仍含有人参总皂苷 196mg，尚含 17 种以上的氨基酸及多种微量元素，因此，人参加工后剩下的蒸参水、参渣均有较高的再利用价值。柴胡注射液仅利用了挥发性成分，而不具挥发性的柴胡皂苷等水溶性成分，仍具有较好的抗菌消炎作用，却在制备过程中被丢弃。另外，含有挥发油或其他挥发性成分的药材，煎煮时间短，挥发油不能充分煎出。如经测定，半夏厚朴汤中挥发油的含量只有原药材的 3.5%，汤剂药渣中的含

量尚有 49.8%，这说明相当部分的挥发油损失在药渣中。近年来，国内外已开始重视对药渣综合利用的研究，文献报道也逐渐增多，但尚处于初步开展阶段。

（二）药渣中无明显活性成分的开发利用

中药材中无明显活性或不具有生物活性的成分不少，在提取活性成分后，可根据性质，对非活性成分进行开发利用。当然中药的活性成分或非活性成分是相对的，下面介绍的几类成分是针对大多数中药材而言。

1. 淀粉　淀粉是许多中药材都含有的一类成分，为多糖类化合物，大多不具生物活性。可直接利用，也可水解获得小分子糖或单糖。块根类中药含有大量的淀粉，其药渣可用做饲料、肥料，或工业制取浆糊，发酵制酒等。如女贞子药渣可出 10% 的酒，其他如枇杷、香附、桔梗、前胡等的药渣均已有利用。又如葛根，含有大量淀粉、糖和纤维素，在提取了有效成分总黄酮后，所余药渣可配制饲料或作其他用途。

2. 蛋白质　植物中普遍含有丰富的蛋白质，特别是种子类药材大多含丰富蛋白质，但多在制剂时常被弃去。目前人们也逐渐认识到药渣中蛋白质的回收利用问题，并开展了相关研究，如将提取苦杏仁苷后的杏仁制成杏仁糊供食用。对不能供人食用的，如蓖麻子榨取蓖麻油后，在去除药渣中毒性蛋白质的毒性后可作饲料使用。

3. 脂肪油　脂肪油多存在于种子类中药中，除少数是中药的重要活性成分外，大多数中药所含的脂肪油是不具有明显生物活性的成分，可考虑提取利用。如杏仁，其脂肪油含量较高，若将其提取可得高级润滑油，而榨油后并不影响活性成分苦杏仁苷的含量。黑芝麻，在水煎后其所含脂肪油仍然留在煎煮后的药渣中，对此如何开发利用还有待于进一步研究。

4. 挥发油　很多花类以及一些种子、果实、皮类中药均含挥发油，目前除少数如薄荷、八角茴香、丁香等以其所含挥发油为重要有效成分外，大多数中药所含的挥发油在炮制或制剂生产中浪费了。如能两者兼提可节省资源，降低成本。

此外，有些药渣经加工后又可用于制药工业中去。如已有将穿心莲、麻黄、大腹皮等药渣的纤维制成微晶纤维素，作为药物片剂的赋形剂使用的范例。

综上所述，大力研究中药药渣的综合利用前景十分广阔，它对提高中药材的使用率，扩大使用范围，开发中药新品种，拓宽中医临床领域，具有十分重要的现实意义，同时也减少了药渣带来的污染，对环境保护具有重要意义。

重点小结

一、基本概念

1. 中药保健食品　是指以中医药理论为指导，在天然食物中加入既是食品又是药品的可食用中药材（原卫生部公布的品种），经过适当加工而成的适宜于特定人群食用，具有促进健康、减少疾病发生、调节机体功能的食品或食品成分。

2. 中药化妆品　指含中药的化妆品，以中药作为添加剂或基本上用天然产物制成的化妆品。它集美容化妆和保健治疗、化妆品与药品为一体，能够清洁、美化、修饰人体面部、皮肤、牙齿、毛发等部位，同时对人体起一定程度的滋补营养、保健康复作用，甚至还可以对某些皮肤病起辅助治疗作用。

二、基本内容

1. 中药资源开发利用的原则　包括效益最大化原则、生态系统平衡原则、生态适应性原则、可持续利用的原则以及综合开发利用原则。其中效益最大化原则是兼顾经济效益、社会效益和生态效益的总和，是中药资源开发的目的，生态系统平衡原则是中药资源开发的基本要求，生态适应性原则是“道地药材”开发的出发点，可持续利用原则是中药资源开发的核心，综合开发利用原则是中药资源开发的指导思想。

2. 中药资源开发利用的方法和途径　多种多样，主要是充分利用已知资源和寻找可以利用的新资源。中药资源开发利用的途径主要有以下几条：通过资源普查寻找新资源、利用文献资料寻找新资源、利用民族和民间医药信息开发新资源、利用植物的亲缘关系开发新资源、利用活性成分化学结构的相似性寻找新资源、药用动物资源替代品的开发、海洋药物资源的开发、利用生物技术开发新药源。

扫码“练一练”

3. 中药资源的综合开发利用　包括非药物产品如中药保健食品、中药化妆品、中药农药、中药饲料添加剂、中药天然色素和香料以及天然甜味剂等许多产品的开发。同时，还包括非传统入药部位以及生产中的药渣进行深入开发利用研究。

药师考点　中药资源开发利用的途径和方法。

第七章　中药资源保护、更新和可持续利用

要点导航

1. 掌握　生物多样性的概念及层次、中药资源更新的概念，中药资源可持续利用的概念及策略。

2. 熟悉　中药资源保护的主要途径、中药资源种群更新的规律、中药资源可持续利用体系及其相互关系。

3. 了解　中药资源保护的现状、中药资源野生更新的措施、中药资源可持续利用的制约因素。

随着社会经济文化发展水平和人们生活水平的不断提高，中药资源的保护、更新和可持续利用的重要性显得尤为突出。目前中药资源一方面被大量破坏和浪费，一方面又严重不足。科学地保护好中药资源，适时、适度、适量地开发利用中药资源，采取措施实现资源更新和扩大再生产，以实现中药资源的可持续利用。

第一节　中药资源的保护

扫码“学一学”

中药资源保护是指保护中药资源及与其密切相关的自然环境和生态系统，以保证中药资源的可持续发展和药用动、植物的生物多样性，挽救珍稀濒危的药用动、植物物种。中药资源保护与生态环境保护和生物多样性保护三者之间具有相辅相成、相互依赖的关系。

一、生物多样性概述

生物多样性（Biodiversity）是指生物及其环境形成的生态复合体以及与之相关的各种生态过程的总和。它包括数以万计的动物、植物、微生物和它们所拥有的基因以及它们与环境相互作用所形成的生态系统和生态过程。生物多样性包含四个层次，分别是物种多样性、遗传多样性、生态系统多样性及景观多样性。物种多样性是生物多样性的核心，遗传多样性是物种多样性的基础，而生态系统多样性则是维系物种多样性的保证。

1. 物种多样性　物种（Species）是生物分类学的基本单位，指一类遗传特征十分相似、能够交配繁殖出具有可育后代能力的有机体。具体来讲，物种指具有共同基因库的，与其他类群有生殖隔离的一个类群，生殖隔离指亲缘关系相近的不能交配或者交配过后不能产生具有可育后代能力的类群。

物种多样性是指某一范围内物种类别的丰富程度和数目多少。物种数目最为丰富的环境是热带雨林、热带落叶林、珊瑚礁、深海和大型热带湖泊。世界上生物多样性特别丰富

的国家包括巴西、哥伦比亚、厄瓜多尔、秘鲁、墨西哥、民主刚果、马达加斯加、澳大利亚、中国、印度、印度尼西亚、马来西亚，这些国家拥有全世界60%～70%的生物多样性。

2. 遗传多样性 遗传多样性的广义概念是指地球上所有生物携带的遗传信息的总和，也就是各种生物所拥有的多种多样的遗传信息。狭义的概念主要是指种内个体之间或一个群体内不同个体的遗传变异总和。一个物种内部有不同的变种、品种甚至品系等，这些个体之间在结构和形态上的差异就是遗传多样性引起的。

一个物种遗传多样性越高或者遗传变异越丰富，对环境变化的适应能力就越强，其分布范围越容易扩展。研究遗传多样性可以揭示物种进化历史，如起源的时间、地点、方式等，为进一步分析物种的进化潜力和未来命运提供重要的资料；同时有益于正确制定生物遗传资源收集、应用和保护的策略。

遗传多样性是多层次的，可在种群水平、个体水平、组织和细胞水平、分子水平体现。研究遗传多样性常用的标记有形态学标记、细胞学标记、生化标记、分子标记。

3. 生态系统多样性 生态系统多样性指在特定区域内生境、生物群落和生态过程的多样化以及生态系统内生境差异、生态过程变化的多样性。生态系统由植物群落、动物群落、微生物群落及其栖息地环境的非生命因子（光、空气、水、土壤等）所组成。群落内部、群落之间以及与栖息环境之间存在着极其复杂的相互关系，主要的生态过程包括能量流动、水分循环、养分循环、土壤形成、生物之间的相互关系如竞争、捕食、共生、寄生等。常见的生态系统有农田生态系统、鱼塘生态系统、草原生态系统、荒漠生态系统、湿地生态系统、森林生态系统等。中国是世界上生态系统多样性最高的国家之一，具有非常丰富的生态类型，如具有343个森林生态系统、146个湿地生态系统、122个草地生态系统、48个荒漠生态系统、15个冻原和高山垫状生态系统。

4. 景观多样性 景观是指一些相互作用的景观要素组成的具有高度空间异质性的区域。景观具有一定的结构和功能，并且呈动态变化。

景观多样性指在特定区域内景观的多样化，如农业梯田景观、观光农业景观、城市绿化景观、森林景观、草地景观、荒漠景观等。景观多样性有很大的人为性，如人造林景观常有防火隔离带和传输线，农田景观经常有防护林带和绿篱。

自然干扰、人类活动和植被的全球演替或波动是景观发生动态变化的主要原因。自20世纪70年代以来，全球森林被大规模破坏，造成生态环境片段化，大面积出现结构单一的人工林，形成了极为多样的变化模式，结果是增加了景观的多样性，却给物种多样性的保护造成了严重的障碍。

二、中药资源保护现状

中国是地球上生物多样性最丰富的国家之一，排名第8位，具有丰富的物种多样性，拥有高等植物3万余种，占世界第3位，拥有脊椎动物6347种，占世界总种数的13.97%，鱼类和鸟类资源也很丰富。同时中国的特有属、特有种数量多，除了大熊猫、白鳍豚、水杉、银杏、银杉和攀枝花苏铁等中国特有种外，据不完全统计，中国特有的蕨类有500～600种，占中国已知蕨类的25%左右。另外，中国的生物区系起源古老，被子植物中很多科属如木兰属、含笑属、五味子科、蜡梅科等都是第三纪孑遗植物。中国的栽培植物、家养动物及野生近缘种质资源极为丰富。

生物多样性是人类赖以生存的基础，然而半个世纪以来人类对自然资源的掠夺式开发造成了生物多样性的严重破坏。中药资源是传统医药和现代医药的重要来源，目前全国经营约1200种中药材，其中80%左右的种类来自于野生资源，而民族药和民间药（草药）则绝大多数来自于野生动物和野生植物资源。人类无序地开发利用也对中药资源造成了严重的破坏，目前，中国境内野生中药材无论产量还是蕴藏量都普遍下降，常用植物类药材中野生资源蕴藏量和产量大幅度下降的种类有100余种，有30余种药用植物已经无法提供商品，人参、当归、三七、川贝母等野生个体濒临灭绝。近年来，一些对生态环境要求较高的贵重药用种质资源灭绝速度更是在逐步加快。如新疆的天山和阿尔泰山原来是高山雪莲的主要产地，但近年来，只有在险峻陡峭的雪山上偶尔才能见到。同时部分中药材因品种退化、盲目引种导致品质、优级品率下降，许多传统品种主产区已无法生产出优质道地药材。如内蒙古原来是甘草的主要产地，其中伊克昭盟在解放初期，野生甘草分布面积有1800万亩，目前该产区的甘草资源已所剩无几。同时，非道地药材产区大面积盲目引种，生产的非道地药材产量高、成本低，严重冲击了道地药材市场，从而使真正的道地药材产区缩减，资源流失，如著名的川郁金和温郁金、宣木瓜和淳木瓜等种植面积都在逐年缩小。

除了药用植物资源遭到大量破坏以外，药用动物和药用矿物资源也面临巨大的压力，中国境内的药用动物如黑熊、林麝、原麝、马鹿、灵猫、蛤蚧、中国林蛙、玳瑁等40个种类的资源已经显著减少，影响了近30种动物药材的市场供应；有的动物种类如赛加羚羊、印度犀、野马、华南虎、东北虎等，野生资源几近绝灭。药用矿物资源也有不同程度的破坏，自然金、辰砂、龙骨等由于滥采乱挖，也在日益减少。

可见，保护和抢救中药资源已成为中国生物多样性保护的突出紧迫任务。自20世纪50年代以来，中国在中药资源的保护方面开展了大量工作，也取得了一定成效。

（一）多次开展中药资源调查工作

中国分别于1960年、1969年和1983年进行了3次大规模的全国性中药资源调查研究，基本摸清了中国中药资源的种类和数量，相继编著并出版了《中国植物志》《中国高等植物图鉴》《中国植物区系的分区》《中国经济植物志》《中国种子植物科属检索表》等植物学专著，《中国药用植物志》《全国中草药汇编》《中药大辞典》《中药志》等中药资源专著以及《中国中药资源》《中国中药资源志要》《中国中药区划》《中国药材资源地图集》《中国常用中药材》等中药资源丛书，对中国中药资源的种类和分布、蕴藏量和产量以及开发利用的历史和现状进行了总结，对中国中药资源的保护管理和开发利用提供了重要依据。

从2011年开始，国家中医药管理局组织开展了第四次全国中药资源普查工作。截至2017年10月，已在全国31个省（区、市）1300多个县级行政区划单元开展了中药资源普查工作，积累了大量与中药资源相关的数据信息。通过“全国中药资源普查信息管理系统”统计汇总：共有相关工作者2.3万余人参与中药资源普查，编写了《全国中药资源普查技术规范》，对普查工作组织实施和方法进行了统一规范；发现新物种40余种；初步形成了包括1个中心平台、28个省级中药原料质量监测技术服务中心、66个县级监测站的中药资源动态监测信息和技术服务体系；重点开展190种中药材的价格、流通量和种植面积等6大类的信息服务，中药材质量、田间管理等10大类的技术服务；在20个省（区、市）布局建设了28个中药材种子种苗繁育基地，对近160种中药材的种植种苗进行繁育生产；并在海南及四川建立了2个中药材种质资源库，保存中药资源普查工作中收集的种质资源实

物1.2万多份。

（二）颁布了各种资源保护相关法规

1992年，联合国的各签约国在巴西里约热内卢签署了《生物多样性公约》，该公约规定一个国家对其生物资源拥有主权的同时也拥有保护和管理的义务，目前世界上大多数国家已经立法保护野生资源，中国自1956年开始，至今已公布的涉及生物资源管理与保护的法规、条例等有数十项。如1984年《中华人民共和国森林法》、《中国珍稀濒危保护植物名录》，其中《中国珍稀濒危保护植物名录》参考IUCN（国际自然与自然资源保护联盟）红皮书等级制定，按照濒危程度将濒危植物分为“濒危”、“稀有”和“渐危”3个等级，并按重点保护级别分为三个级别。同时，中国也制定了一系列保护中药资源的法律法规，如1987年颁布的《野生药材资源保护管理条例》、1988年颁布的《中华人民共和国野生动物保护法》、1994年颁布的《中华人民共和国自然保护区条例》，其中《野生药材资源保护管理条例》将国家重点保护的野生药材物种分为三级，一级是指濒临灭绝的稀有珍贵野生药材物种，二级是指分布区缩小，资源处于衰竭状态的野生药材，三级指资源严重减少的重要野生物种。1987年，国家还颁布了《国家重点保护野生药材物种名录》，收载的一级保护药材有虎骨（已被禁止贸易）、豹骨、羚羊角、鹿茸（梅花鹿），二级保护药材有鹿茸（马鹿茸）、麝香、熊胆、穿山甲、蟾酥、蛤蟆油、金钱白花蛇、乌梢蛇、蕲蛇、蛤蚧、甘草、黄连、人参、杜仲、厚朴、黄柏、血竭，三级保护药材有川贝母、伊贝母、刺五加、黄芩、天冬、猪苓、龙胆、防风、远志、胡黄连、肉苁蓉、秦艽、细辛、紫草、五味子、蔓荆子、诃子、山茱萸、石斛、阿魏、连翘、羌活。依据《野生药材资源保护管理条例》，目前中国对野生药材采取如下保护措施：对于一级保护物种，严禁采猎；对于二级和三级保护物种，需要经过县级以上医药管理部门会同同级野生动物、植物主管部门提出计划，报上一级医药管理部门批准，获取采药证后才能采猎，此外，进入野生资源保护区进行科研、教学等活动也必须经保护区管理部门批准。国家对重点保护野生药材的出口管理规定如下：一级保护野生药材物种属于自然淘汰的，其药用部分由各级药材公司负责经营管理，但不得出口；二、三级保护野生药材物种的药用部分，除国家另有规定外，实行限量出口；违反保护野生药材物种出口管理的，由工商行政管理部门或有关部门没收其野生药材和全部违法所得，并处以罚款。

（三）开展了中药材的规范化种植或者人工饲养

为了规范中药材生产技术和管理，原国家药品监督管理局于2002年4月17日颁布了《中药材生产质量管理规范》（Good Agricultural Practice for Chinese Crude Drug），简称中药材GAP，从保证中药材质量出发，控制影响药材生产质量的各种因子，规范药材各生产环节乃至全过程，以达到药材“真实、优质、稳定、可控”的目的。依据该规范，对可能影响中药材品质的多个生产环节在源头上进行了控制，如规定中药材产地生态环境应严格要求，其中，中药材产地的空气应符合大气环境质量二级标准，土壤应符合土壤质量二级标准，灌溉水应符合农田灌溉水质量标准；规定在使用中药材种质和繁殖材料时应正确鉴定物种，保证种质资源质量；在中药材栽培与饲养管理时应制定每种药材生产的SOP（标准操作规程），对土、肥、水及病虫害的防治控制也提出一定要求；明确中药材采收及产地加工应确定适宜采收时期，对产地的情况、加工、干燥也提出了具体要求；关于中药材包装、运输与贮藏，要求每批有包装记录，运输容器要洁净，贮藏要通风、干燥、避光等；对中

药材质量管理及检测项目、性状、杂质、水分、灰分、浸出物等也提出了具体要求；对中药材生产涉及的人员及设备也有规定，如生产人员需要受过一定培训，并对生产基地、仪器设施、场地的要求进行了说明；同时对于中药材生产过程产生的一些文件要规范管理，要求详细记录生产全过程，相关文件至少保留5年。

为了进一步推进中药材规范化生产认证工作，原国家食品药品监督管理局于2003年印发了《中药材生产质量管理规范认证管理办法（试行）》以及《中药材GAP认证检查评定标准（试行）》，开始对中药材GAP进行认证。到2009年底，中国共有60个中药材GAP基地通过认证，涉及47种药材，49家企业。著名的GAP基地有重庆石柱黄连有限公司在重庆市石柱县建立的黄连GAP基地，陕西天士力植物药业有限责任公司在陕西省商洛市建立的丹参GAP基地，上海华宇药业有限公司在上海建立的西红花GAP基地，吉林长白参隆集团有限公司在吉林建立的人参GAP基地，陕西汉王略阳中药科技有限公司在陕西略阳建立的天麻GAP基地等。通过大面积人工种植，许多珍稀濒危药用植物如杜仲、厚朴、天麻等基本能满足市场需求。

在药用动物野生转家养过程中，一些珍贵药用动物的饲养技术取得了成功并进行了推广，如四川的马尔康、米亚罗，安徽的佛子岭，陕西的镇坪等地建立了养麝试验场，并能成功进行活麝取香，另外，人工养殖龟、鳖和白花蛇以及活熊引流取胆汁等技术也已经成功推广，这样对野生动物进行人工饲养和开发利用，不仅保护和发展了野生资源，而且提高了资源利用率。

（四）设置了各种中药资源保护机构

1. 建立了各种类型的自然保护区　1956年，中国科学院在广东省肇庆市鼎湖区建立了第一个自然保护区——鼎湖山自然保护区，重点保护南亚热带地带性森林植被。到2011年底，全国已建立各种类型、不同级别的自然保护区2640个，总面积14971万hm^2。其中国家级自然保护区335个，面积9315万hm^2，地方级自然保护区2305个，面积5656万hm^2。单以数量来看，广东、黑龙江、江西、内蒙古、四川、云南和贵州等地集中分布了1427个自然保护区，占全国自然保护区总数的54.05%。以面积来看，西藏、青海、新疆、内蒙古、四川、甘肃六个省、区自然保护区面积合计有114.83万hm^2，占全国自然保护区总面积的76.70%。

现有的自然保护区主要分为三大类，包括自然生态系统类保护区、野生生物类自然保护区、自然遗迹类自然保护区，大多数生态系统类保护区和野生生物类自然保护区都分布有野生中药资源。如吉林长白山自然保护区里有1500种中药材受到了保护，名贵的药用植物有人参、党参、刺五加、黄芪、细辛等300种之多。有的自然保护区专门针对药用动、植物进行了保护，如位于黑龙江穆棱的东北红豆杉保护区，主要保护东北红豆杉及其森林生态系统，位于广西防城的金花茶保护区主要保护金花茶及其森林生态系统，位于新疆乌苏市的甘家湖梭梭林保护区主要保护肉苁蓉的寄主梭梭及其生境，位于浙江临安的清凉峰保护区主要保护梅花鹿、香果树等野生动植物及其森林生态系统。同时，黑龙江先后建立了五味子、防风、龙胆、桔梗、黄柏、芡实、黄芩、马兜铃等药材的36个保护区。而湖南壶瓶山自然保护区，除了保护大约1019种药用植物以外，还保护了大量珍稀药用动物，如华南虎、金钱豹、鬣羚、毛冠鹿、麝、棕熊、黑熊、水獭、大鲵等。另外，辽宁蛇岛自然保护区、湖北石首麋鹿保护区、新疆布尔根河狸自然保护区、安徽扬子鳄自然保护区等，

都专门针对珍稀濒危野生动物进行了保护。

2. 建设了各级各类野生植物引种保存基地 目前中国已建成野生植物引种保存基地（包括植物园、树木园、各类种质圃）250 多个。其中国家级药用植物种质圃有 7 个，保存了药用植物种、变种或者野生近缘种大约 8493 种（表 7-1）。

表 7-1 国家级药用植物种质资源圃

国家药用植物种质资源圃名称	保存的种、变种及野生近缘种数
海南药用植物种质资源圃	1598 种
广西药用植物种质资源圃	2903 种
云南药用植物种质资源圃	1122 种
新疆药用植物种质资源圃	50 种
北京药用植物种质资源圃	1806 种
宁夏枸杞种质资源圃	11 种
湖北药用植物种质资源圃	1003 种
合计	8493 种

各类植物园，有的属于中国科学院等各级科学研究机构，是以研究工作为主的综合性植物园，有的属于城市园林部门，是以园林研究或旅游观光为主的植物园，有的属于大专院校，是专用于教学和实习的植物园等。如中国科学院北京植物园引种栽培国内外各种植物 4200 多种；武汉植物研究所将长江三峡库区内淹没的珍稀濒危植物物种（其中很多是药用植物）引种在宜昌市附近及其所内的种质资源圃内，进行异地保护，有效地保护了三峡库区内的珍稀植物物种。中国医学科学院在北京、云南、海南、广西建有 4 座药用植物园，总占地面积 200 多公顷，保存药用植物种质资源 4000 多种，建立了较为完善的药用植物活体标本保存体系。另外，各大医药类高校或者药用植物研究所也建有具有地方特色的药用植物园，如重庆市药物种植研究所药用植物园（重庆）、广西壮族自治区药用植物园（南宁）、贵阳市药用植物园（贵阳）、南京中医药大学药用植物园（南京）、成都中医药大学药用植物园（成都）、广州中医药大学药用植物园（广州）、中国药科大学药用植物园（南京）、沈阳药科大学药用植物园（沈阳）、第二军医大学药用植物园（上海）、四川大学华西药学院药用植物园（成都）、江西中医药大学药用植物园（南昌）等。这些植物园或者种质圃很大程度收集并保护了当地的药用植物资源。

3. 建立了几个大型药用植物种质资源库 2006 年，国家财政部专项投资在中国医学科学院药用植物研究所内建设“国家药用植物种质资源库”，2007 年完成并投入使用。国家药用植物种质资源库是国内第一个国家级药用植物种质资源库，也是全世界收集和保存药用植物种质资源最多的专业库，填补了中国及国际上药用植物种质资源系统保存的空白。国家药用植物种质资源库分为试验区、前处理区和保存区。保存区设有保存年限 40～50 年的长期库、保存年限 25～30 年的中期库、短期库、缓冲间及“双十五”干燥间（干燥间的温度 15℃±1℃，相对湿度 15%±1%）。国家药用植物种质资源库目前具备种子与种质的最佳保存条件——温度 -18℃，相对湿度低于 50%，根据理论推算，含水量为 5%～7% 的种子，在上述保存条件下，种子寿命可延长到 50 年以上。国家药用植物种质资源库为开放性平台，面向全国开展种质收集、保存工作，并为全国提供种质交换服务。目前国家药用植物种质资源库保存的种质达 3 万份近 4000 种，是目前世界上保存药用植物种质资源最多的国

家级种质库。保存的种质覆盖东北、华北、华东、西南、华南、内蒙古、西北、青藏高原8个中药资源分布区。

2007年，依托中国科学院昆明植物所，在昆明建成“中国西南野生生物种质资源库”。种质资源库主要包括植物种子库、植物离体种质库、DNA库、微生物种子库、动物种质库、信息中心和植物种质资源圃。目前，已采集了15028份重要野生植物种质资源，完成3000种10129份种质资源的标准化整理，实现了710种1764份种质资源的实物共享，其中包括弥勒苣苔、云南蓝果树、喜马拉雅红豆杉、云南金钱槭等重要珍稀濒危物种。同时，中国西南野生生物种质资源库搭建了相关研究平台，建成了野生植物种质资源保护与收藏的支撑体系。积极开展了国际交流与合作，先后与英国皇家植物园“千年种子库”签署了关于野生植物种质资源保护和研究的合作协议，与世界混农林业中心（ICRAF）共同签署了树种种质资源保存的合作协议，为世界各国了解中国生物资源搭建了一个新的平台。

三、中药资源保护的主要途径

（一）就地保护

就地保护（in situ conservation）是将药用动、植物资源及其生存的自然环境就地加以维护，从而达到保护药用动、植物资源的目的。

1. 建立自然保护区和中药资源保护区　自然保护区指对有代表性的自然生态系统、珍稀濒危野生动、植物的天然集中分布区，有特殊意义的自然遗迹等保护对象所在的陆地、陆地水体或者海域，依法划出一定面积予以特殊保护和管理的区域。建立自然保护区不仅可以保护自然环境与自然资源，还有利于开展各种科学研究，有利于更有效地实施保护开发和利用，同时，自然保护区也是科普及教育宣传基地，并且担任着珍稀濒危野生动植物的培养繁育任务。

根据保护区的保护程度和功能，中国的自然保护区可以分为核心区、缓冲区和实验区。核心区的面积一般不小于自然保护区总面积的1/3，集中分布了本区所要保护的珍稀濒危物种。核心区可以进行科学观测，但不允许采取人为干预措施。为了防止核心区受到干扰，在核心区外围划定了缓冲区，缓冲区可以进行非破坏性的科学研究，但要经过管理机构的批准。实验区指在自然保护区内可以进行多种科学实验的地区，比如可以在实验区建立栽培和驯化苗圃、种子繁育基地、植物园和野生动物饲养场，也可以在实验区建立进行科学研究的观测站、实验室以及用于教学实习、科普教育及野外标本采集的基地，同时还可以进行资源的永续利用和再循环方面的实验及实施旅游活动。

根据上述规定，可以将中药资源保护区分为珍稀濒危物种保护区、中药资源综合研究保护区和中药资源生产性保护区三大类。其中珍稀濒危物种保护区相当于自然保护区的核心区，属于绝对保护区，只允许进行科学监测活动，对保护区内的自然环境及中药资源不允许采取任何人工干预。中药资源综合研究保护区相当于缓冲区，主要针对珍稀濒危动、植物资源进行一定的合理的科学研究。中药资源生产性保护区相当于实验区，既能维护自然生态系统，又能提供部分中药材产品，可以具体划分为轮采轮猎区、人工粗管种植区及野生转家种或家养研究基地。

（1）轮采轮猎区　根据动、植物资源的生长发育规律及资源保护利用技术指标确定一个合理的采收时间和采收面积，从而定期在一定范围内进行适当采集或者捕猎的保护区。

（2）人工粗管种植区　在该保护区域面积内可以进行人工繁育、野生放养或者野生种植，或者适当进行粗放型管理，当资源达到一定量时，可以适时适量进行采挖或者捕猎。

（3）野生转家种或家养研究基地　该区域主要开展药用植物野生转家种的研究，或者野生药用动物进行人工饲养的研究，试验成功后可以逐步推广生产。

2. 采取有效的生产性保护手段

（1）就地抚育　在药材产地恢复和发展药用动植物资源。常见的方式有封山育林、保护林药，在原适应地播种或将药用动物放归山林，控制某地药材的采猎季节等。就地抚育与保护区的主要区别在于它没有明显的保护区界，要求也没有保护区严格。如新疆、宁夏等地通过大力营造寄主植物红柳林和梭梭林从而发展肉苁蓉的生产。西藏将贝母种子撒播在贝母原适应地，任其自然生长等。黑龙江将林蛙放归山林，进行半野生饲养。江西在盐肤木生长区人工释放五倍子蚜虫，促进五倍子药材的生产。

（2）合理采收　表现在采收方法、采收季节和采收量三个方面。

针对采收方法，一般采取边挖边育、挖大留小、挖密留疏的方法。如吉林省在采收刺五加时，留幼株并保留部分根茎在土内继续生长，从而保护了刺五加资源。20 世纪 70～80 年代，中国对皮类药材黄柏、杜仲、肉桂、厚朴等的收获方法进行了改良，采取环状剥皮技术可以避免植物死亡，从而起到了保护这些药用植物资源的作用。此外，采取活熊引流取胆汁、活麝取香、活蚌植珠和牛黄埋核等技术对保护药用动物资源也起到了很好的作用。

针对采收季节，重点是避开繁殖期，在药用部位主要活性成分积累到最高时采收。

关于采收量，要控制在资源再生量之内，以保证药材常采常生，永续利用。

（二）异地保护

异地保护（ex situ conservation）又称迁地保护，即将珍稀濒危药用动、植物迁移到它们的自然生境之外进行保护，主要包括建立中药资源种质圃，建立中药资源植物园、动物园或者家养家种基地。与就地保护相比，迁地保护通过人为干预减少外界环境的影响，突破时间、空间的限制，在资源保护方面发挥着不可替代的作用。

目前，中国已建立了许多植物园、动物园或种质资源圃，保护了许多药用动植物资源。如中国科学院西安植物园将秦岭大巴山区和陕西黄土高原的 37 种珍稀濒危植物移植到西安植物园，南京中山植物园从鄂西山区引种了一些珍稀植物。同时，建立动物园，人工养殖东北虎、华南虎、麋鹿、长臂猿、梅花鹿、云豹、猕猴、海里鼠等数十种珍稀濒危野生动物，也实现了药用动物的异地保护。中国在发展养殖业，建立家养家种基地方面也取得了很大成就，如华南热带作物研究所成功引种沉香和海南龙血树，四川省实现了天麻、贝母、天冬、麝香等 20 多种药材野生转为家种家养，南方沿海地区成功引种了著名的南药，如儿茶、千年健、诃子、苏木、肉桂、益智、芦荟、安息香、马钱子、砂仁、白豆蔻、血竭、槟榔等。

（三）离体保护

离体保护（in vitro conservation）即充分利用现代生物技术来保存药用动、植物体的某一器官，组织，细胞或原生质体等。其目的主要是长期保留药用动、植物的种质基因。

离体保存主要采用延缓生长或者超低温保存，前者主要采用降低培养温度或者在培养基中添加生长调节物质，后者主要指超低温冷冻保存，一般以液氮为冷源，使温度维持在-196℃。

1. 建立中药资源种质资源库　物种的种质资源库包括植物的种子库和动物的精子库等。构建中药资源种质资源库一方面可以保存大量种质资源，避免优良种质资源的流失，同时也为新品种选育提供遗传资源，而且利于国际之间进行种质交换，从而有利于开展国际间引种驯化。

植物种质库主要是利用现代化制冷空调技术，保持低温干燥的贮藏条件，植物种子经正常干燥脱水后贮于低温种质库中长期保存而维持其生活力。为了将新收集的和分散保存在全国各地的种质统一保存，通常需要构建国家种质库，以集中保存种质。种子入库保存之前需要进行一系列前处理，如种子生活力检测、干燥和密封包装等，同时为种子创造低温干燥的贮存条件。国家种质库一般包括中期库、长期库和复份库。中期库也称工作库，温度维持在-4℃±2℃之间，主要提供科学研究和种质交换的供种；长期库的温度维持在-18℃±2℃ 之间，主要用于长期保存；复份库主要是为了防止战争或者天灾引起种质库破坏、造成种质流失从而备份的种质库。种质库中保存的种质要定期繁殖更新，以维持供种需要和满足永久保存。自 1993 年，中国在浙江，依托浙江中药研究所建立了第一个中药资源种质保存库以来，2007 年，先后建立了两个大型种质资源库，一个是在中国医学科学院药用植物研究所内建设的“国家药用植物种质资源库”，另一个是同年在中国科学院昆明植物所内建成了“中国西南野生生物种质资源库”。

动物种质细胞包括动物精子、卵细胞和胚胎，动物种质库俗称动物“细胞银行”，主要采取超低温冷冻保存法，将种质细胞保存在 -196℃的液氮中，需要时再在常温下“复活”，然后通过培养成为完整个体。在药用动物研究方面，麝的精液保存已获成功，为实行麝的人工授精、发展优良麝的种群打下了良好的基础。

2. 组织培养与快速繁殖　组织培养是采用植物某一器官、组织、细胞或原生质体，通过人工无菌离体培养，产生愈伤组织，诱导分化成完整的植株或生产活性物质的一种技术方法。

采用组织培养的方法可以快速繁殖药用植物，从而扩大种苗的供给，目前，中国用组织培养获得试管苗的药用植物约有 200 多种，许多药用植物如当归、白及、党参、菊花、延胡索、浙贝母、番红花、龙胆、川芎、绞股蓝、人参、厚朴、枸杞、罗汉果、三七、西洋参、桔梗、半夏、怀地黄、玄参、云南萝芙木、景天、黄连等都可以实现人工繁殖。

采用组织培养的方法，实现了许多珍稀濒危中药材资源的人工繁殖，同时，结合超低温保存技术，对组织培养所需要的离体细胞、组织等也进行了很好的保存。如对中国红豆杉悬浮培养细胞进行超低温保存、对铁皮石斛原生质体进行玻璃化超低温保存、对金钗石斛原球茎进行超低温保存等研究都取得了显著成果。

四、中药资源保护策略

1. 制订中药资源保护法，提高全民保护意识　目前，中国虽然制订了许多与中药相关的条例法规，但没有一部专门针对中药资源保护的基本法，导致有些相关法规可操作性不强，约束力差。因此有必要制订专门的中药资源保护法，并细化各项规章制度，使中药资源保护合法化、具体化，从而提高全民保护中药资源的法律意识。

2. 合理开发利用，争取资源最大效益　合理开发利用，必须注意保持中药资源增长量与开发利用量相一致，并争取资源最大效益化。如对人参、三七、三尖杉、甘草、钩藤等

稀有濒危药用植物的新的药用部位的开发以及利用药材加工的废弃物、药渣等生产家禽家畜的饲料，加强开发药用之外的新用途等，这些措施对于提高中药资源利用效率、节约资源具有重要意义。

3. 加强中药资源物种保护，完善各种保护途径 采取有效措施，对保护区和植物园进行科学管理，以更好地发挥自然保护区和植物园区在保存物种资源和生态系统等方面的积极作用。积极收集药用动、植物种质，将其长期保存于国家药用种质库，并建立种质资源数据库，对各个研究单位实施资源共享、信息共享，以促进中药资源的合理保护与有效开发利用。

4. 加强国际交流与合作 积极开展国际交流与合作，引进资源保护的相关先进技术和科学理念，加强中国中药资源保护工作。

扫码“学一学”

第二节 中药资源更新

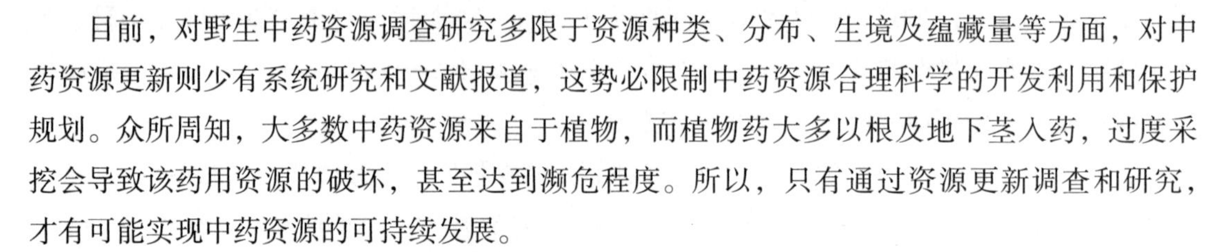

目前，对野生中药资源调查研究多限于资源种类、分布、生境及蕴藏量等方面，对中药资源更新则少有系统研究和文献报道，这势必限制中药资源合理科学的开发利用和保护规划。众所周知，大多数中药资源来自于植物，而植物药大多以根及地下茎入药，过度采挖会导致该药用资源的破坏，甚至达到濒危程度。所以，只有通过资源更新调查和研究，才有可能实现中药资源的可持续发展。

在中药三大来源中，植物药资源和动物药资源属于可更新资源（renewable resource），更新的方式有自然更新（natural renewal）和人工更新（artificial renewal）两种。前者是指药用动、植物在自然条件下的自我更新和繁殖；后者是根据生物的特性，使用人工技术促进动、植物的更新和繁殖。

药用植物的更新包括种群（species population）更新、群落（plant community）更新与演替以及器官或药用部位（organ part of used）更新。

一、中药资源种群更新

1. 种群更新的概念 种群更新（population regeneration）是指种群内个体的更新与增殖。

种群指在一定时间内占据一定空间的同种生物的所有个体，任何生物都是以种群形式存在的。种群有自己独特的性质、结构，同时种群内个体间以及种群与外界环境间存在一定关系。种群有许多特征，如年龄结构（age-distribution），性别比例（sex ratio），数量特征，即密度（density）、多度（abundance）、盖度（coverage）、频度（frequency）等。通常年龄结构与种群更新关系最为密切。

2. 种群更新的影响因素

（1）年龄结构 年龄结构的调查方法，一般采用样方调查法，即在所调查处选择若干个样方，逐个调查，统计其中各个体的年龄。木本植物的年龄可根据年轮或芽鳞痕等特征来判断；多年生草本植物则要根据其个体发育形态变化来判断，如人参的实生苗的形态随生长年限而呈异形叶性，一年生者具1片三出复叶（俗称三花子），二年生者具1片五出掌状复叶（俗称巴掌），三年生者具2片五出掌状复叶（俗称二甲子），以后每年增加一片掌

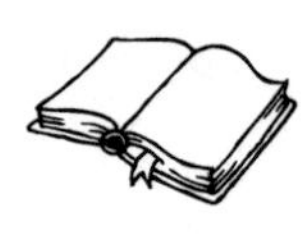

状复叶直至6片（最多6片复叶），再往后则可根据根地上茎残迹（俗称“芦碗”）的多少来推算年龄。又如半夏一年生的实生苗仅具1片单叶，二年及以上的半夏苗则为1片三出复叶。

在一个群落中，组成一个种群的个体可以是同龄的，也可以是异龄的。在栽培植物或一年生植物中，种群内个体通常是同龄的；但在天然群落或多年生植物种群中，种群内个体通常是异龄的。异龄种群根据个体年龄不同构成不同龄级（age class），即幼龄、中龄和老龄，分析一个种群的年龄结构可以间接判断出该种群的发展趋势。如一个种群中幼龄个体占的比例大，说明它是增长型种群（growing population）；幼龄个体和老龄个体比例相当，说明它是一个稳定型种群（stable population）；幼龄个体较少而老龄个体占比例大，说明它是一个衰退型种群（declining population），这类种群更新困难，由于老龄个体过多，死亡率大于出生率，如果不及时给予人工干预，会导致种群最终灭绝。

（2）性别比例 性别比例（性比）是种群结构中另一个主要特征，尤其对单性花、雌雄异株、以有性繁殖为主的种群尤为重要。如果雌雄个体比例相差悬殊，会直接阻碍种群增长，并影响果实、种子类药材的收获，因此，有必要对这些药用植物种群进行性比调查和调整。

任何生物种从发生学角度看，都有一个漫长的形成过程。发展中的种形态复杂多样，适应性强，分布广，生命力强，天然更新能力强，在群落中多度大，年龄结构属于增长型。对这样的种群以自然更新为主，可辅以人工更新。而衰退及濒危种则相反，形态单一，适应性差，分布狭窄或间断分布，多度小，年龄结构属于衰退型。对于衰退型种群必须采取措施进行人工更新，以使衰退的种群得以复壮。

二、中药资源群落更新与演替

任何植物在自然界中都不是孤立存在的，而是与植物、动物及微生物结合形成一定的自然组合，即生物群落。药用植物群落的更新和演替是生物群落自然发展变化过程中的一部分，群落不是停滞不前的，而是在不断运动变化，不断发展的。

1. 群落更新 群落更新（community regeneration）是指当群落内某种群的个体死亡后，能由同一种群的新个体所替代的过程，如由枯倒木和间伐、择伐等引起的林隙内新个体的生长，均属于群落的更新。植物群落的更新取决于植物繁殖体（如孢子、种子、块茎、根茎、鳞茎、球茎等）的数量和质量，同时也取决于周围环境是否有利于繁殖体的传播、发芽、生长和定居。例如某些阳性植物虽然繁殖力很强，但由于被茂密的树冠郁闭，使阳光无法穿透入林内，导致繁殖出的幼苗不能获得充足的阳光，而影响植株生长和自然更新。

2. 群落演替 群落演替（community succession）是指一个群落类型为另一个群落类型所取代的过程。它不像更新是同一种群内新旧个体的更替，而是不同群落类型间的更替，其结果会引起群落总体结构和性质的改变。群落演替是动态变化的，没有一个群落是永远不变的，因此我们在进行资源调查和对药用植物资源进行开发时，必须了解这一点，以便准确计算蕴藏量和制定合理的开发利用计划。

各植物种群在整个群落中作用地位是不同的，对群落结构和群落环境形成有明显控制作用的物种称为优势种（dominant species），而优势种中的最优者，即盖度最大，多度也大的物种称为建群种（constructive species）。建群种个体数量虽然不一定占绝对优势，但决定

了群落内部的结构和特殊环境条件。对于我们所关注的药用植物种群，一般来说很少是建群种或优势种，大多数为伴生种（companion species）或偶见种（rare species），它们在群落中仅仅是组成部分，有的甚至出现频率很低，这些种群对群落环境影响小，并且一旦建群种遭到破坏，它们也会由于失去了群落环境而无法生存。例如在一个森林群落中，如果对群落中木本植物滥砍滥伐，那么原有森林林下的药用植物就会因环境条件变化而遭到破坏，尤以林下耐阴药用植物明显。因此要保护和发展药用植物种群，使其在群落中保存相对稳定的数量，就必须首先保护好建群种。

此外，需要对植物群落的演替规律进行研究，并搞清演替过程中建群种居群的发展变化情况。自然群落的演替是有规律、有顺序地进行的，但是在其演替过程中往往会受到外界因子特别是人为因素的干扰，如采伐演替、放牧演替及弃耕演替等。例如由于不合理放牧以及滥挖野生甘草、麻黄等资源，一些地区土壤沙化严重，植物群落完全被破坏，这应该引起资源工作者的重视。

三、中药资源器官更新

器官更新是指植物药用部位（器官）经过采收后，未被采收或毁坏器官的更新生长过程。不同药用植物在采收时，由于采收器官不同，它们被采收后器官更新恢复的速度是不同的。根及地下茎类药材采收后资源恢复起来比较困难，全草类、叶类恢复较快，而花和果实的更新过程一般不会对植物生长造成影响。多数植物可以通过侧苗（侧芽）进行更新和复壮；一些草本植物可以利用植物的更新芽、小块茎、小鳞茎、小球茎及莲座状苗等进行器官更新，如百合科很多植物的叶腋可形成小鳞茎，延胡索、山药的腋芽可形成小块茎，这些小鳞茎和小块茎落地后，利用收缩根的力量，逐步将小的繁殖体拉入土壤中，以度过不良环境的侵袭，顺利发育成新个体，从而实现植物群落的更新和复壮，这种更新方法对于自然界中不能通过种子繁殖的植物尤为重要。

研究植物器官的更新对于资源的恢复和可持续利用有着重要的意义和价值。只有掌握植物器官的发生、发育与形成规律，掌握各部分的发育过程与条件，才可能进行药用植物资源的恢复，促进人工更新，同时还可以通过对器官更新规律和变化情况的研究，确定适宜的采收期和休采期，这对根和根茎类药用植物资源的更新与恢复具有更为重要的意义。

器官更新的研究必须从植物器官的发生、发育和器官的组建方面进行。掌握各种植物不同器官的发育过程和发育所需要的环境条件，才有可能了解植物器官的更新。目前认为器官更新研究的主要内容有：器官的发生（部位、数量、时间、方式）；器官外部形态和内部解剖结构的建成；苗的分枝方式；器官形成所需的环境条件（如温度、湿度、光照等）；植物的生活型、生态型、植物开花结果的习性、大年小年、营养条件等对器官更新的作用等。

不同药用植物器官的生长发育与更新均遵循一定的自身规律，以实现器官乃至植物种群的更新、恢复和发展。根类药材如人参主根由胚根发育而来，但在生长一定年龄后主根即衰老枯萎，由根茎（芦头）上产生的不定根（艼）取代。艼的生命力、抗病力强于主根，且随着芦头生长，一定年限后老艼被新艼取代，如此交替可生长百年以上。这种现象在很多药用植物如乌头及一些兰科植物中也存在。

皮类药材（如厚朴、杜仲等）过去都采用砍树剥皮的方法。此方法虽然简便，但林木栽植多年，只收获一次，而且这些药用林的更新一般需要十几至二十余年，这样不但严重破坏资源和生态环境，也影响了皮类药用林的更新和可持续利用。经过试验，研究人员总结了一些剥皮方法（如环剥法、条形剥法等），并对新皮再生条件进行研究（如树木生长状态、剥皮季节、气候条件、剥皮方法等），发现皮类药材在剥取时只要不过多伤害木质部及射线薄壁组织，在适宜的气候下，剥皮2～3年后，即可增生新皮，继续生长。

根茎类药材如黄精根茎在叶腋处会分化出腋芽。一般接近抽茎芽的腋芽为活动芽，可以发育形成新的根茎，而距离抽茎芽远的腋芽通常为休眠芽而不发育。黄精根茎的有效腋芽生长点每年只能生长一段茎节，而这段茎节的分化又是在上一年完成，因此在生产上要获得当年产量就需从头一年春季入手，以促进有效腋芽发育和根茎粗壮，使产量提高。根茎的生长发育可以分为单芽发育优势型、二歧腋芽发育型和腋芽阶梯发育型三种类型。其中腋芽阶梯发育型生长速度快，生产潜力大，在生产上具有一定利用价值。此外，连续生长3年以上的黄精根茎，须根衰老，失去吸收能力，根茎也随之腐烂，故黄精宜在3年左右采收一次，将老的根茎挖取，幼嫩的根茎留于地下，继续生长。

四、中药资源野生更新

1. 中药资源野生更新的概念　中药资源野生更新也称野生抚育，是指根据动、植物药材生长特性及对生态环境条件的要求，在其原生或相类似的环境中，人为或自然增加种群数量，使其资源量达到能为人们采集利用，并能继续保持群落平衡的一种药材生产方式。根据抚育对象不同分为药用植物野生抚育和药用动物野生抚育，前者是研究的重点，也称半野生栽培。中药资源野生抚育是野生药材采集与药材栽培的有机结合，是中药材农业产业化生产经营的新模式。甘草、麻黄、黄连、人参、雪莲等的半野生栽培，是中药资源野生抚育的成功实践。

2. 中药资源药用植物野生更新的基本措施　主要有封禁、人工管理、人工补种、仿野生栽培等。①封禁（enclosing）：指以封闭抚育区域和禁止采挖为基本手段，促进目标药材种群的扩繁。即把野生目标药材分布较为集中的地域通过各种措施封禁起来，借助药材的自然更新增加种群密度。封禁措施有划定区域、采用公示牌标示、人工看护、围封等方式。典型的药材封禁有甘草、麻黄的围栏养护。②人工管理（purposive management）：指在封禁基础上，对野生药材种群及其所在的生物群落或生长环境进行人为管理，创造有利条件，促进药材种群生长和繁殖。人工管理措施因药材不同而异。③人工补种（additional seeding）：指在封禁基础上，根据野生药材的繁殖方式和繁殖方法，在药材原生地人工栽种种苗或播种，人为增加药材种群数量。如野生黄芪抚育采取人工撒播种子。④仿野生栽培（wildmimic cultivation）：指在基本没有野生目标药材分布的原生环境或类似的天然环境中，完全采用人工种植的方式，培育和繁殖目标药材种群。仿野生栽培时，目标药材种群在近乎野生环境中生长，不同于中药材的间作或套种，如林下栽培人参、天麻等。

3. 中药资源野生更新的特征　中药资源野生更新具有如下特征：①具有明显的经济学特点，抚育的目的是增加目标药材种群数量，给人类提供可采集利用的中药资源，由此区别于单纯生物多样性保护，自然保护区建设或植被恢复；②中药材野生抚育的场地是动植物原生环境，不同于退耕还林等人工林下栽培中药材；③野生抚育种群数量增加可以在种

群遭到破坏或没有遭到破坏的基础上进行，而植被恢复指已遭到破坏的植被重新生长和恢复；④野生抚育种群数量增加方式有两种，一是人工栽植；二是创造条件，使原有野生种群自然繁殖更新；⑤野生抚育增加了目标药材种群数量，改变了群落中各物种数量组成，但群落基本特性没有改变。

4. 中药资源野生更新适合的药材种类 中药资源野生更新存在独特优势，代表了中药材生产的一个新方向。野生抚育适合如下种类药材：①目前人们对其生长发育特性和生态条件认识尚不深入、生长条件苛刻、种植（养殖）成本较高的野生药材，如川贝母、雪莲、虫草等；②人工栽培后药材性状和质量会发生明显改变的药材，如防风、黄芩等；③野生资源分布集中，通过抚育能迅速收到成效的药材，如连翘、龙血树等。

中药资源野生更新突破了传统中药材生产经营模式，将中药材大田栽培和野生采集的优势有机地结合起来，较好解决了当前中药材生产面临的药材质量差、资源濒危和生态环境恶化的三大难题，实现了生态环境保护、资源再生和综合利用及中药材生产的三重并举，有广泛前景和生命力。

扫码“学一学”

第三节　中药资源可持续利用

中药资源在食品、保健品、日用品、化妆品中已广泛使用，人们对中药资源的巨大需求，给自然环境和资源造成巨大压力，中药资源的利用合理与否直接影响整个中药产业的未来走向。长期以来，对野生药材资源的过度采猎已经成为中药资源严重下降甚至濒危的重要原因，世界自然基金会在2004年1月公布的一份报告中声明：人们对药用植物的采集和消费已经使世界上1/5已认知的药用植物濒临灭绝的危险。在近20年时间里，多种药用生物资源蕴藏量减少50%以上，目前400种常用中药材中有20%以上经常处于短缺状态。能否实现中药资源的可持续利用，是21世纪中药产业能否真正发展成为国家支柱产业的关键，特别是濒危中药资源的可持续利用，对中国传统中医药的发展是一个严峻的考验和挑战。中药资源作为中医药产业的物质基础，其质量和数量决定着中药饮片及中成药工业的发展，也影响着中药现代化和国际化进程。

一、中药资源可持续利用的概念与制约因素

1. 中药资源可持续利用的概念 资源的可持续利用是指对资源高效的、可再生性的、兼有保护性的利用。由于不同生物物种之间相互依存、相互制约，共同构成了地球生物圈，它们与人类的生存和发展息息相关，所以对于包括中药资源在内的生物资源，在利用的同时必须要注意保护生物多样性和维持生态平衡。

中药资源的可持续利用（sustainable utilization of Chinese medicinal material resources）包含了两层含义：一方面要保证优质中药资源能够持续不断地供应，既不短缺或断档，也不过多或过剩；另一方面还要保证中药资源与生态环境能够协调发展，使中药资源赖以生存的适生环境得到有效保护，从而能够长久地生存下去。

2. 中药资源可持续利用的制约因素 尽管可持续利用的理念早已提出，但至今许多药用植物资源的可持续利用尚未实现，究其原因，主要有以下几方面制约因素。

（1）天然药物需求量不断增加。中国中成药工业以前所未有的速度迅猛发展，1985年

后新开发的中成药达 8000 多种，目前中国每年药用植物的需求量达 80 万吨，除中国外，北美、欧洲、东南亚、日本等国家或地区植物药利用量也逐年增加，大量使用的结果导致了中药野生资源逐年减少，甚至枯竭，如野生甘草，20 世纪 50 年代蕴藏量达 200 多万吨，目前还不到 35 万吨；麝香资源比 20 世纪 50 年代减少了 70%。

（2）利用过度加剧了中药资源的濒危。中国处于濒危状态的近 3000 种植物中，用于中药或具有药用价值的达 60% ～70%，过度利用导致了药用植物濒危现象的加剧。

（3）人工栽培或养殖还不能完全取代野生资源。栽培或养殖条件下的药用动植物资源，由于生存环境的改变，良种选育的滞后等问题，目前还不能完全取代野生资源。

中药资源的过度利用和生境破坏是资源量减少和物种受威胁的最重要因素。中药资源逐渐减少的本质是利用量超出了种群更新能力，使种群不能正常补充新个体，或利用不合理，破坏了种群更新器官或更新器官尚未成熟而被采收，致使种群更新受阻。

二、中药资源可持续利用的体系

中药资源可持续利用体系具有描述、评价、解释、预警、决策等功能性作用，遵循可持续性、动态性、生产性、生态性、全面协调性、预见性、稳定性等原则。中药资源可持续利用体系包括中药资源的保护、利用、生产和管理四个方面（图 7–1），内容涉及中药资源的直接开发、可再生资源的保护与人工生产以及中药资源的评价、预警与调控等多个方面。现存中药资源的合理利用、人工资源的生产以及新资源的开发是可持续利用的核心；可再生中药资源的生产（资源更新、野生抚育、引种栽培等）与利用保持相对稳定，是中药资源可持续利用得以实现的基本条件。

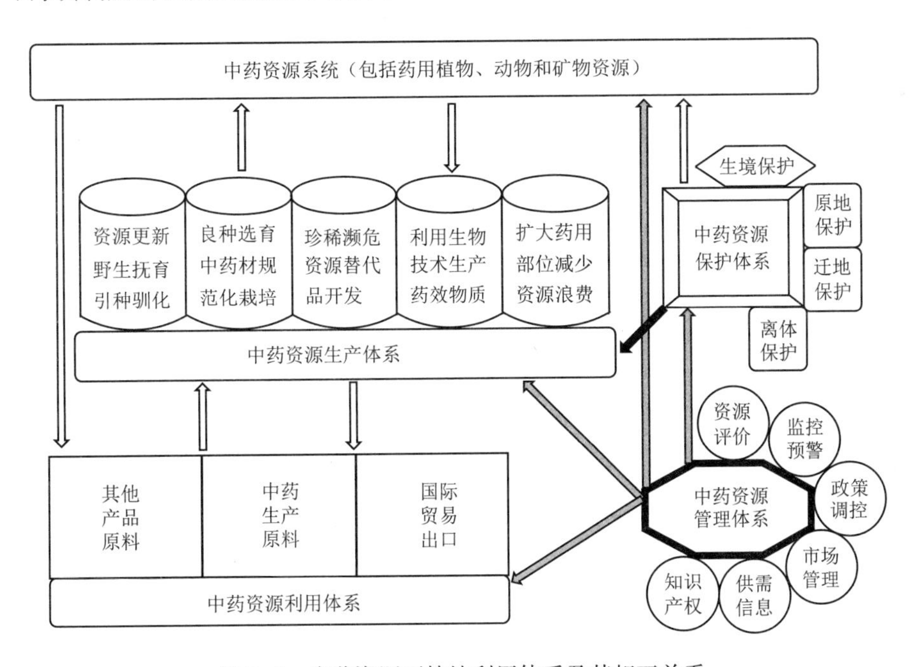

图 7–1　中药资源可持续利用体系及其相互关系

中药资源可持续利用体系的四个方面是相辅相成有机结合的，中药资源保护体系一方面能够保障中药野生资源的种类和数量，另一方面可为中药资源生产体系提供良种选育或规范栽培的种质材料。中药资源生产体系建立在野生可再生中药资源系统之上，以野生中药资源为基础，其发展壮大有赖于野生资源的物种多样性，同时中药资源生产体系的壮大

能够从根本上缓解对野生中药资源的破坏，是实现中药资源可持续利用的根本解决方式。中药资源利用体系是中药资源可持续生产的动力与目标，中药资源开发利用的壮大能够反过来刺激中药资源扩大生产规模，满足社会需求，而人工资源的大量生产又会降低社会需求对自然资源的开发压力，起到间接的保护作用。中药资源管理体系以中药资源的评价、预警与监控为基础，根据野生与栽培中药资源的保护、生产与利用的现实状况与发展趋势，采用政策调控、市场监管等方式进行科学管理，从而有效协调中药资源的保护、生产与利用，实现中药资源的永续利用。

三、中药资源可持续利用的策略

中药资源包括药用植物、药用动物和药用矿物，其中药用植物占了资源使用量的95%以上。在中药资源中，药用植物和药用动物为可再生资源（renewable resources），是中药资源的主体，药用矿物为不可再生资源（non-renewable resources）。中药资源的可持续利用就是要合理掌握资源的有限性、可解体性、地域性、再生性与多用性等特点，保护资源不断更新的能力，一方面要遵循野生资源更新抚育的科学规律，增加野生可再生中药资源的数量，通过引种驯化、规范化生产培育充足的人工资源，另一方面可通过组织培养、细胞培养等现代生物技术直接生产药效物质，降低中药开发对自然资源的依赖。对于珍稀濒危中药资源，还可根据它们的物质组成与亲缘关系，寻找、开发和创造新的中药资源，以满足社会需求。此外，扩大中药资源的药用部位，减少资源浪费，提高中药资源的综合利用度以缓解中药资源，尤其是不可再生中药资源的社会需求，也是中药资源可持续生产的一种有效方式。中药资源可持续利用的策略具体有以下几个方面。

（一）以法为本，保障中药资源可持续利用

中药资源是一种共有资源，在中药资源尤其是野生资源的合理开发与使用中，必须建立一套健全的、切实可行的保护与利用野生中药资源的法律法规，将野生中药资源特别是珍稀濒危药用动植物作为一种国有资产，同其他国有资产一样用法律手段进行有效保护和利用，中国已逐步建立了一些有关中药资源保护与可持续利用的相关法律体系，如《中华人民共和国野生动物保护法》、《中华人民共和国森林法》、《中华人民共和国渔业法》、《中华人民共和国草原法》、《中华人民共和国野生植物保护条例》、《中华人民共和国自然保护区条例》、《野生药材资源保护管理条例》、《中药材生产质量管理规范》等，这些法律法规的实施是实现野生药材资源可持续利用、满足当今及未来社会发展的长期需要。

（二）保护、修复中药资源及其生存环境，奠定资源可持续利用的物质基础

1. 建立中药资源原生地保护区与种质基因库，加大保护力度 保护中药资源原生地，建设药用动、植物自然保护区是中药资源可持续利用的源头。每一种生物都有其特定的生长环境，生长环境若被破坏，必然加速资源的减少或濒危的程度。资源保护的目的是为了资源的永续利用，要保护动、植物中药资源，首先要保护野生资源赖以生存的环境，以维持生物进化的多样性，促进物种繁荣，同时获取最大的生态效益、社会效益和经济效益。在管理好现有自然保护区的基础上，各地应根据具体情况，逐步建立更多的药用植物、药用动物自然保护区。在药用动、植物的原生环境中，实行保护封育和采收控制，对现有野生中药资源，可利用生物资源具有再生性的特点，促进自然更新，逐步恢复或增加种群数量，也可在深入研究的基础上，将繁育的良种种植或放养于野生环境中，通过人工培育野

化中药资源，实现中药野生资源的快速恢复。保护好现有野生资源及其生存环境，是实现中药资源可持续利用的前提。

对野生濒危中药资源的保护，中国已公布了《国家重点保护野生药材物种名录》，除国家目前已公布的种类外，各地还应作进一步调查研究，发现新的濒危种类，应上报相关主管部门，及时进行保护。对国家重点保护的野生药用动、植物，要严禁捕猎或采集，因科研、教学、驯养繁殖、展览等特殊情况需少量捕猎或采集的，应报请有关主管部门审批后，方可进行。对非国家重点保护的野生药用动、植物，应根据市场需求和资源情况，有计划、有组织地进行采集或捕猎，严禁滥杀乱采。对于药用动物的捕猎，捕猎者应取得捕猎证或狩猎证，并按捕猎证或狩猎证规定的种类、数量、地点和期限进行捕猎。捕猎过程中，严禁使用军用武器、毒药和炸药。

建立国家级大型药用动、植物种质基因库要与中药资源野生转家种、引种栽培研究实验基地相结合，收集、保存并运用现代技术研究药用种质基因，夯实中药资源可持续利用的基础。事实上，由于各种自然环境因素的变化，一部分中药种子本身已发生了变异，目前中国正在使用的一些中药材品种与过去相比，已经发生了很多变异，药用动、植物野生变家种或家养进一步加剧了这种变化，现在使用的中药和上千年前使用的中药之间可能存在很大差别。因此，除野生资源外，种质资源也包括栽培中的优良药材品种，优良栽培或养殖种质是“道地药材”的本质体现，它们的保存和选育是提高中药材品质和产量的基础及关键。保护中国现有野生、栽培或养殖资源，建立野生药用动、植物种质基因库与常用栽培或养殖药用动、植物种质基因库是中药资源可持续利用的物质基础。

2. 加强野生抚育，合理采收，科学营造野生药用动、植物种群　在生物的原生环境中，特别是生态环境明显退化、野生资源已急剧减少的地区，实行围栏保护封育和采收控制，充分利用或适当创造适宜生长条件，促进中药资源繁殖和生长发育，从而增加生物个体数量和生长量，促进生物的自然更新或人工辅助更新。野生抚育尤其适合那些生长发育特性和生态条件认识尚不深入、生长条件苛刻、种植（养殖）成本较高或者栽培（养殖）药材与野生类型质量差别较大的药用动、植物。野生抚育具有生产投入少、药材质量高、不易产生病虫害和一般远离污染源等优点，也是保持资源特性，保护生物多样性并维护生态平衡的一种重要的绿色药材生产方法，是一种可持续利用的药材生产措施。

植物类中药资源的药用部位有根（根状茎）、茎、叶、花、果实、种子、树皮、全草等，不同药用部位的采收对中药资源的可再生性影响不同，可以根据可再生性将不同采收方式划分成不同的等级，以便采取相应的采收和保护措施，对于严重影响再生的采收方式，可通过资源恢复实验（生长恢复、繁殖特性等）测算“年最大允收量”，“年最大允收量”的经验数值：根和根茎类药材为 0.1，即每年可采收 1/10，茎叶类药材为 0.3～0.4，花和果实类药材为 0.5，对于不同的植物，其生活习性、繁殖方式、繁殖效率和药用部位的形成过程等各不相同，因而它们的资源恢复特性存在不同程度的差异，相应的“年最大允收量”和特定的采收控制方式也不同。

野生中药资源的科学采收与抚育是实现资源可持续利用的一项重要措施。在药用植物原生地，要对拟培育种类的生物学特性和该地区的生态环境条件认真研究，选择适宜的种类并进行种群间的科学搭配，或者对非药用种群进行适度控制，逐步将原有群落改造为以药用动、植物种群为主的群落，使药用种群得到迅速发展。对于植物群落来说，如果建群

种就是药用植物，可采用间采的方式，采收时应注意继续保护其优势，若建群种不是药用植物，应在保护建群种的前提下，促进药用植物种群的发展。对于多年生草本植物群落，生长繁茂的宜密采，反之宜疏采。在采收多年生植物全株时，应均匀保留繁殖能力良好的健壮母株，以保证药用资源的及时更新。对于药用植物种群分布不均、数量不足的群落，应根据情况采用封禁、轮采抚育、人工补种等措施进行野生抚育。采收是资源可持续利用的一个必要环节，处理好采收和资源更新的关系，对中药资源可持续利用具有举足轻重的意义。只采收不更新，必然导致资源的枯竭，而不利用成熟资源，又会造成资源的浪费，而且会影响新资源的形成。

药材野生抚育突破了传统的中药材生产经营模式，有效解决了当前中药材生产面临的药材质量差和资源、生态环境破坏严重的三大难题，实现了生态环境保护、资源再生和中药材生产的三重并举，已成为一种新兴的中药材农业产业化模式，引起国内外关注。

3. 进行中药资源普查，建立中药资源监测与预警体系 进行中药资源普查和监测，掌握资源种类与蕴藏量及其动态变化是中药资源可持续利用的重要内容。中药资源普查的主要任务是对中药资源种类、分布、蕴藏量、栽培或养殖情况、收购量、需求量、质量等中药资源本底资料作定期或长期观察和综合统计与分析。中药资源监测系统指根据中国中药区划设立中药资源信息采集点和中药资源监测点，对珍稀濒危、大宗常用、市场需求变化量大的重点品种（分布范围、资源数量、供求等）与品种资源比较集中地区的中药资源的综合（种类、分布范围、资源数量、供求等）变化情况进行监测。中药资源监测系统的功能设计与应用包括：设置中药资源监测数据库、中药资源分布图与遥感图像复合、规划预测与动态仿真、编绘中药资源分布系列图等。根据普查与监测情况，及时预报中药资源的动态变化及市场和价格情况，为决策部门提供参考。

在中药资源普查与监测基础上，建立中药资源预警系统，对市场需求大、资源相对不足的药用物种和资源稀少且易受威胁的药用物种以及国家保护的野生药材物种进行监测，监测的重点区域为中药资源开发破坏区和保护区，其他区域为一般观测区，采用计算机系统及时预报中药资源的消长变化与市场、价格等因子的关系，预测预报中药资源濒危状况及中药材市场和基地建设的发展情况，及早发现需要侧重性保护的关键药材品种，如市场需求量大、濒临灭绝的珍稀中药资源，从中药资源保护的实际出发，动态调整保护品种，对其采取针对性的保护手段和措施，引导药材产业良性发展，同时为国家决策管理部门和企事业单位提供服务。中药资源监测与预警体系建设涵盖了野生中药资源监测与栽培或养殖药材生产基地监控，能够随时掌握中药资源的数量、质量、动态情况及变化规律，协调产、供、销关系，实现中药资源可持续利用的宏观动态管理。

（三）利用现代农业技术促进中药资源可持续利用

中药农业与中药资源可持续发展是整个中医药事业发展的基础，其根本目标是保证优质药材持续稳定地供应国内外市场，造福人类健康，同时实现资源开发、利用与环境的协调发展。中药农业的核心内容是中药材生产，即持续、稳定地以种植、养殖等方式生产中药材或其有效成分，中药农业是中药产业链的基础环节。现代农业科学技术在药用动物的饲养、药用植物的栽培、优良品种选育、施肥灌溉、病虫害综合防治方面以及种子处理、地膜覆盖、合理轮作等技术的应用上都取得了一定成果，如黄连与玉米套作栽培技术、柴胡与小麦套作栽培技术、山茱萸幼林中套种豆类或小麦技术等，借鉴和应用先进的农业科

学技术，可以使中药资源得到迅速发展，是保障资源可持续利用的一条重要途径。

1. 进行野生中药资源的引种与驯化，促进野生资源家种或家养 对野生药用动、植物进行引种栽培或驯养是保证中药资源增加数量和提高质量的有效措施。过去在野生条件下属于濒危或稀少的中药资源，如人参、三七、黄连、梅花鹿等，通过引种驯化，现在人工栽培或养殖产品已基本满足医疗、保健、外贸等市场的需求。

目前栽培药材仅占常用中药材品种的30%左右，进行中药材引种驯化是中药资源可持续利用的一个重要方面。利用中药资源再生性的特点，变野生药材生产为家种、家养，在中国有着悠久的历史和较丰富的经验。许多药用植物，如牡丹、桑、麦冬、桃、姜、地黄等的栽培历史都超过数百年。近几十年来，中国药用植物引种驯化发展迅速，完成了野生转家种的药材不下百种，如甘草、远志、柴胡、防风、细辛、射干、桔梗、半夏等。在国外药用物种的引进方面中国也做了大量的工作，成功引种了颠茄、西洋参、洋地黄、金鸡纳、番红花等，解决了一些进口药材资源紧缺问题。目前，中国已对2000多种野生药用动、植物资源进行了家种和家养技术研究，已具有生产能力，提供大量商品的有200余种。如人工种植天麻，已从无性繁殖成功地进行了有性繁殖；野麝经人工驯化后，已达到人工家养繁殖并活体取香的水平。为加快中药资源产业化步伐，抢救濒危资源，有效保护中药资源的生态多样性，进行野生药用动、植物的引种驯化研究，是未来中药产业化的必然选择，中药资源野生变家种或家养具有广阔的开发空间。

2. 进行中药栽培或养殖，建立药材规范化生产基地 中国是中药资源利用最早、最多的国家之一，早在3000多年就已开始进行中药的栽培或养殖，目前中国已形成了规模最大、体系最完整的中药农业生产体系。近10年来，中国的中药农业取得了重要进展，以中药材生产为主体的中药农业与中药工业、中药商业、中药知识产业共同形成了完整的中药产业链。中药材GAP是对中药材生产全过程实施有效质量控制，保证药材质量稳定、可控、安全、有效的重要措施，也是有效推进中药GMP、GLP、GCP的基础。目前中药材GAP规范化生产已成为中国药材生产基地建设的主流方向，吉林、四川、陕西、云南、河南、安徽、广东等省已有数十个规范化药材生产基地相继通过原国家食品药品监督管理局组织实施的GAP认证。大、中型制药企业采取“公司+基地（科研）+农户”的模式进行原料药材基地的建设，迅速带动了中药材生产的产业化，促进了中国中药材生产集约化和规模化发展。建立规范化、规模化的中药材种植基地，能从根本上解决目前中国中药材生产上存在的质量不稳等诸多问题，使中药材生产朝着优质、高产、质量稳定、可控的方向发展，实现中药材资源的可持续利用。

3. 进行良种选育，建立药材良种繁育基地 在中药资源可持续利用过程中，种质资源的良种选育十分重要，药用动、植物的野生亲缘种和古老地方种是长期自然选择和人工选择的产物，由于天然杂交、基因重组与分离、基因漂变或突变，这些种质中可能蕴藏着丰富的已知或未知有用基因，具有独特的优良性状和抗御自然灾害的特性，是进行优良品种选育的物质基础，也是品种改良的源泉。高产优质是中药资源育种的基本要求，优良品种是生产优质高产药材的基础，只有经过选育的良种才能实现品种的生物性状整齐、遗传基因稳定、药用成分含量与产量高且稳定可靠。因此，开展药用动、植物良种选育是实现中药现代化与产业化的客观要求。

然而中国中药材生产长期以来处于自由发展的状态，各品种存在着只种不选，自繁自

用，退化、混杂严重等现象，使得中药材生产良莠不齐，品种混乱，药材的质量与产量得不到保证。中药材的良种选育工作与各种农作物比，差距很大。近年来，随着中药材栽培面积的扩大及国家对中药材GAP规范化生产制度的推行，药材种源问题日益引起人们的高度重视。许多现代农业育种技术应用到中药资源的良种选育当中，这些育种方法主要有系统选育、染色体倍性育种、杂交育种、诱变育种、空间育种、组织培养、分子生物学技术以及转基因技术等，这些新技术，尤其是生物技术的发展，为药用植物品种选育提供了有力的技术支持，并在一些品种上取得了较好的育种效果。

中药材良种繁育是实现药用动、植物规模化及规范化生产的重要环节。一个良种只有在生产中推广应用才会有生命力，而良种的选育及推广需要周期，原种持有者需要不断地进行品种选育来维持原种的优良特性，并扩繁一定数量的良种供生产应用，为了获得充足的原种，原育种单位必须在药材生产的适宜区建立原种扩繁基地与良种繁育基地，经良种繁育基地繁育的药用动、植物种子或种苗应有严格的质量标准，良种经精选、包装，并进行商标注册后应由国家认证的种子、种苗销售公司销售。

（四）利用现代生物技术促进中药资源可持续利用

随着世界范围内天然药物与中国中医药产业的不断发展，国内外对中药资源的需求迅速增加，中药资源消耗加大，给许多濒危中药资源带来毁灭性危险。中药资源的栽培、养殖或野生抚育等手段不能完全解决资源的压力问题，生物技术可以在解决中药资源紧缺问题上发挥作用。生物技术（biotechnology）是在分子生物学和细胞生物学基础上发展起来的一种新兴技术，它包括细胞工程、基因工程、酶工程和发酵工程等，是利用生物有机体或其组成部分（包括器官、组织、细胞、细胞器和遗传物质）开发新产品的一种技术体系。采用生物技术中的脱毒快繁技术，通过药用植物愈伤组织或体细胞胚的培养，可在短期内产生许多小植株，这些小植株可以用于栽培或野生抚育，增加中药资源种群的数量，达到快速生产药用植物优质种苗的目的，这种技术方法可通过无性繁殖用于濒危药用植物资源的保护。采用生物技术中的细胞培养技术，在生物反应器中培养药用动、植物细胞及组织或者器官，可以直接快速获得药用动、植物药效成分，节约对原料药材的使用。此外还可利用原生质体融合及体细胞杂交等方法培育药用植物新品种。生物技术在中药资源可持续利用的多个领域都具有良好的应用前景。

（五）挖掘新的药用资源或药用部位，促进中药资源可持续利用

1. 挖掘珍稀濒危中药资源替代品 中药资源是一个开放体系，中国有12000多种药用资源，常用的仅有1000多种，根据药效成分，挖掘潜在的中药资源，寻找濒危野生中药资源类似品或代用品，是中药资源可持续利用的一个重要方面。各地已发现了大量的新药源，包括从进口药材的国产近缘植物中寻找代用品，如国产萝芙木、新疆阿魏、安息香、马钱子等。替代品生产方面，中国已开发出虫草菌丝发酵物，其作为冬虫夏草的替代产品在市场上已经占有一定份额，类似的例子还有用人工牛黄代替自然牛黄、水牛角代替犀牛角等。中药资源替代品研究对于保护珍稀濒危资源，促进中药资源可持续利用具有重要价值。

2. 扩大药用部位，减少资源浪费 《中华人民共和国药典》2015年版一部在药材来源项目中对每种药材的药用部位均有明确的规定。同一基源的植物或动物，药用部位不同，化学成分与功能主治可能不同，传统方法往往仅择其某一个或几个部位药用，其余部分则作为废物弃之。这实际上是对中药资源的一种浪费。同基源植物的不同生长部位在主要次

生代谢成分的组成方面很可能相似，这种相似性为扩大药用部位，开展资源综合利用提供了依据。扩大药用部位，不是取代传统的药材，而是作为提取有效部位的新资源，以节约成本。人参、三七传统药用部位为根，其茎、叶和花均含人参皂苷，可用于提取皂苷。在传统的药材加工中桔梗需去皮，人参去芦头，现代研究表明桔梗皮、人参芦头均含有丰富的皂苷，也有良好的应用前景，目前已有将桔梗皮作为生产兽药原料的例子。药用部位的扩大，有利于充分利用中药资源，满足临床及社会需求，减少了对原动、植物的破坏。

3. 再提取“药渣”，促进中药资源的综合利用　药渣主要来源于单味药提取、中成药复方提取以及医院复方提取。单味药来源单一明确，经提取后的药渣中仍然可能含有多糖、生物碱等生理活性组分，如从三七总皂苷提取后的药渣中纯化三七多糖，质量分数可达50%。黄芩药渣中黄芩苷含量是黄芩药材中黄芩苷总量的70%。综合利用药渣，首应先考虑药材提取后残留的生理活性成分，然后再考虑提取工业原料或用于农业。如虎杖中活性成分为黄酮类化合物，根状茎中还富含25%～28%的单宁，可先提取黄酮后，再提取单宁，然后将药渣作造纸原料。中成药复方处方与工艺相同，提取后的药渣也可进行综合利用，如对中成药玉屏风水提后剩下的药渣进行二次醇提，可以增加有效成分含量。医院复方处方多样，来源复杂，可以考虑向农业转化利用。再提取后的药渣一般含有大量的粗纤维、粗脂肪、淀粉、粗多糖、粗蛋白、矿物质、氨基酸及微量元素等，可用于生产无公害有机肥料、饲料添加剂及食用菌栽培等方面。

（六）矿物中药资源的可持续利用

矿物中药资源具有不可再生性，随着社会需求量的增长，数量有限与需求无限的矛盾日益突出，要求人们必须加快替代品的研究步伐，减少浪费。矿物资源的保护和可持续利用途径比较局限，主要集中在4个方面：①加强开采的计划性，每年应根据市场需求下达开采任务，不能一味追求经济效益而进行掠夺式开采；②扩大进口数量，适当加大储量小的矿物药资源进口数量，以满足国内市场需求，减少国内资源的消耗；③淘汰劣势种类，对于毒性大、疗效不确切的种类应予以剔除；④加大废物利用研究，通过综合利用减少资源浪费。有些工矿企业在冶炼过程中，只保留所需主要元素，一些含量低的元素通常作为废渣弃除，这些元素有些能够作为潜在的中药资源使用，充分利用工业废料中的这些有用元素，注重废物的综合利用，可以减少对矿物类中药资源的消耗。

重点小结

一、基本概念

1. 中药资源保护　是指保护中药资源及与其密切相关的自然环境和生态系统，以保证中药资源的可持续发展和药用动、植物的生物多样性，挽救珍稀濒危的药用动、植物物种。中药资源保护与生态环境保护和生物多样性保护之间具有相辅相成、相互依赖的关系。

2. 中药资源更新　是指药用动植物在自然条件下的自我更新和繁殖以及根据生物的特性，使用人工技术促进动、植物的更新和繁殖。

3. 中药资源的可持续利用　是指在保证优质中药资源能够持续不断地供应的同时，也要保证中药资源与生态环境能够协调发展，使中药资源赖以生存的适生环境得到有效保护。

二、基本内容

1. 中药资源保护的内容　中药资源保护的主要途径有就地保护、异地保护和离体保护。

就地保护包括建立自然保护区和中药资源保护区、采取有效的生产性保护手段如就地抚育和合理采收；异地保护包括建立中药资源种质圃、植物园、动物园或者家养家种基地；离体保护包括建立中药资源种质资源库和进行组织培养与快速繁殖。

2. 中药资源更新的内容　中药资源更新的途径包括植物器官的更新、植物居群的更新以及群落的更新。更新的措施包括采挖和更新相结合，促进中药资源野生更新。

3. 中药资源可持续利用体系　包括中药资源的保护、利用、生产和管理四个方面。

扫码“练一练”

4. 中药资源的可持续利用策略　主要包括以下几个方面：以法为本，保障中药资源可持续利用；保护、修复中药资源及其生存环境，奠定资源可持续利用的物质基础；利用现代农业技术促进中药资源可持续利用；利用现代生物技术促进中药资源可持续利用；挖掘新的药用资源或药用部位，促进中药资源可持续利用；加强矿物中药资源的可持续利用。

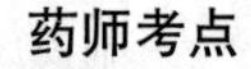

药师考点

《野生药材资源保护管理条例》和《国家重点保护野生药材物种名录》

第八章　中药资源管理

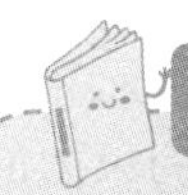

要点导航

1. **掌握**　中药资源信息的收集和应用。
2. **熟悉**　中药知识产权保护范围和形式。
3. **了解**　中国中药资源管理的基本内容、相关政策和法规。

中药资源管理是指中药资源管理相关部门为了科学、合理地保护和开发利用中药资源所采取的行政、法制、经济、技术等手段和途径的总和。中药资源管理是一项受国家经济体制制约的工作，与中国的社会实际情况相适应。目前，中药资源管理制度尚不健全，管理水平有待进一步提高。

扫码“学一学”

第一节　中药资源管理的基本内容

中药资源是中药产业的物质基础，属于自然资源的范畴，其管理内容包括中药资源保护和开发利用的管理、中药资源动态监测管理、中药资源生产和市场流通管理、中药资源的信息和数字化管理及中药资源相关的知识产权管理等方面，其管理过程涉及政府部门、科研机构、行业协会和生产、经营企业等社会各个方面。

一、中药资源管理的相关职能部门

国家卫生健康委员会是政府管理中医药行业的国家机构，其下设的国家中医药管理局是中医药行业主管部门，各个地区都设有相应的管理机构，负责中药资源管理。中药资源属于自然资源的重要组成部分，除中医药管理部门对其实行行业性管理外，同时要受林业、农牧、矿业、水产、环保等自然资源管理部门直接或间接的管理。例如木本中药材的采收，需经林业管理部门批准；野生甘草的采挖，需经草原管理部门批准。

一般以各个省（直辖市、自治区）为独立管辖的区域范围，按照国家法律、地方法规、条例及相关规定实施中药资源管理。

二、中药资源管理的相关政策法规

中药资源的保护和开发利用是中药资源管理的一项重要工作，与自然资源和生态环境的保护密切相关，为了保护丰富多样的物种资源，国内外均有一系列的相关政策法规对中药资源的开发利用加以约束和规范。

国际社会对生物资源的保护和利用十分关注，联合国和国际组织协议制定了许多公约，其中最重要的是《濒危野生动植物国际贸易公约》和《生物多样性公约》。

《濒危野生动植物物种国际贸易公约》(Convention on International Trade in Endangered Species of Wild Fauna and Flora，简称 CITES)，于 1973 年在美国华盛顿签署，故又称华盛顿公约。该公约 1975 年 7 月 1 日正式生效。中国于 1980 年 6 月 25 日成为该公约的重要成员国之一。该公约共 25 条，并包括三个附录收录物种大约 5000 种动物与 28000 种植物。该公约的宗旨是通过杜绝濒危物种国际商业贸易来保护列入濒危物种名单中的野生动、植物。

《生物多样性公约》(Convention on Biological Diversity)，是一项具有国际法律约束力的条约，是综合保护全球生物多样性的国际公约，于 1992 年 6 月 1 日在内罗华讨论通过，于 1993 年 12 月 29 日正式生效，目前共 190 多个签署国，中国于 1993 年作为第 7 个国家批准了该公约。该公约中比较主要的特点是：明确了各国对自己领地的生物资源拥有主权权利，各国有权利利用分享其生物资源，同时也应承担相关的义务；各国有责任确保在其管辖或控制范围内的活动，不得对其他国家的环境或国家管辖范围以内的环境造成损害；《生物多样性公约》的资金机制由发达国家提供资金，以便发展中国家能够履行规定。

此外，还有《保护野生动物迁徙物种公约》(1979 年，德国波恩)、《关于特别是作为水禽栖息地的国际重要湿地公约》(亦称《拉姆萨公约》，1971 年，伊朗拉姆萨)、《保护南极海洋生物公约》(简称《南极公约》，1980 年，澳大利亚)、《世界文化和资源遗产公约》(简称《世界遗产公约》，1972 年，联合国)、《亚洲和太平洋区域植物保护协定》(1955 年，联合国) 等。

中国颁布的与中药生物资源保护和开发利用有关的法规主要有：《中华人民共和国森林法》、《中华人民共和国渔业法》、《中华人民共和国野生动物保护法》、《中华人民共和国海洋环境保护法》等；为了更好地执行上述法规的有关规定，国家在颁布上述主要法规的基础上还制定了一系列与药用生物资源保护有关的生物资源保护条例，主要有：国务院于 1987 年 10 月 30 日颁布的《野生药材资源保护条例》、1994 年 10 月 9 日颁布的《中华人民共和国自然保护区条例》、1996 年 9 月 30 日颁布的《中华人民共和国野生植物保护条例》、1992 年 3 月 1 日起实施的《中华人民共和国陆生野生动物保护实施条例》、1997 年 3 月 20 日颁布的《中华人民共和国植物新品种保护条例》等。

此外，为了进一步加强生物资源保护和开发利用的管理，国家还公布了一批生物资源重点保护名录，如原国家医药管理局会同国务院野生动物、植物管理部门及有关专家共同制定出第一批《国家重点保护野生药材物种名录》；1980 年，原国务院环境保护领导小组在有关专家反复调研的基础上确定了第一批《国家重点保护植物名录》，1982 年汇编成册，并据此组织编写了《中国植物红皮书》第一册，首次提出了中国珍稀、濒危保护植物种类；1989 年林业部和农业部联合颁布实施了《国家重点保护野生动物名录》。国家发布的生物资源单品种专项保护有关通知有《国务院关于禁止犀牛角和虎骨贸易的通知》、《关于禁止采集和销售发菜、制止滥挖甘草和麻黄草有关问题的通知》、《关于保护甘草和麻黄草药用资源，组织实施专营和许可证管理制度的通知》等等。

有关省、市政府部门根据国家有关规定、条例的要求，结合本地的实际情况相继颁布实施了地方性的有关生物资源保护的条例，以利于更好地保护当地的自然资源和生态环境。主要有：《黑龙江省野生药材资源保护条例》、《辽宁省野生珍稀植物保护暂行规定》、《海南省自然保护区条例》、《云南省珍贵树种保护条例》、《西藏自治区冬虫夏草采集管理暂行

办法》、《新疆维吾尔自治区甘草资源保护管理暂行规定》等。

三、中药资源动态监测管理

中药资源动态监测的主要任务是对中药资源的种类、数量、生态环境的变化以及群落动态情况做长期的监测，根据监测结果及时分析中药资源的动态变化情况，预测中药资源的未来供需状况，建立珍稀、濒危中药资源开发利用的预警机制，为国家和相关决策部门制定相关政策和规划提供参考。关于中药资源动态监测方法在第四章已做过详细的介绍。

在2011年启动的第四次全国中药资源普查（试点）工作中，建立中药资源动态检测机制是其重要工作内容之一。目前已初步建设了包括1个中心平台、28个省级中药原料质量监测技术服务中心，66个县级监测站的中药资源动态监测信息和技术服务体系。重点开展190种中药材的价格、流通量和种植面积等6大类的信息服务，实时掌握我国中药材的产量、流通量、价格和质量等的变化趋势。

四、中药材生产和流通的管理

为了规范中药材生产，保证中药材质量，促进中药标准化、现代化进程，原国家食品药品监督管理局2002年颁布的《中药材生产质量管理规范》（试行）是针对中药材生产制定的专项管理规定。该规范是中药材生产和质量管理的基本准则，适用于中药材生产企业生产中药材（含植物、动物药）的全过程。生产企业应运用规范化管理和质量监控手段，保护野生药材资源和生态环境，坚持“最大持续产量”原则，实现资源的可持续利用。

中药材的野生转家种、家养工作，受到国家多个部门的鼓励和支持，从广义来讲，也应划归中药资源管理的范畴。国家多个与医药相关的部门共同制定的中医药发展规划中都对这一工作给予了高度重视，有不少部门独立或联合发文支持其产业的发展及关键技术研究工作。

目前，中药材的使用主要集中在制药企业，但是只有极少数制药企业建立有自己的原料生产基地，因而绝大部分药材都要经过市场流通的环节。目前全国有大小不等的中药材市场上百家，其中由国家相关部门批准的中药材专业市场有17家，其余均为地方性中药材市场，这17家中药材专业市场在全国的分布为，北方地区6个，分别在黑龙江省哈尔滨市三棵树、河北省安国市、山东省鄄城县舜王城、河南省禹州市、陕西省西安万寿路、甘肃省兰州市；东南及中南部地区有7个，分别在安徽省亳州、江西省樟树市、湖北省蕲州、湖南省邵东县廉桥和岳阳市、广东省普宁和清平；西南地区有4个，分别在广西玉宁市、四川成都荷花池、重庆解放西路、云南省昆明菊花园。根据国家相关规定，中药材的市场交易和流通按照农产品进行管理。中药材的流通受到农产品管理部门以及对外贸易管理部门的管理。流通环节主要采取的管理措施有：对于国家管理的中药材种类，实行以产定销限量收购；对资源较为紧张的多用途品种，在同有关部门协商后，限制非药用的使用量，保证药用供应，减轻资源负荷；实行“先国内，后国外”的出口政策；对资源紧张的药材，限制或禁止出口等。

扫码“学一学”

第二节　中药资源的信息和数字化管理

一、中药资源的相关信息收集

中药资源学是一门综合性很强的学科，与其他学科如药学、中药学、生物学、生态学、林学、农学、地理学、化学、环境科学及管理科学等多学科互相渗透与交叉。进行中药资源信息研究和应用，就要收集、综合、研究各有关学科的信息。

（一）信息收集的方法

根据信息的来源、用途和时间要求的不同，信息收集方法可分为积累法、文献法和调查法。

1. 积累法　信息的积累就是在日常工作中自觉进行连续的、系统的信息收集和记录。这种方法要求相关人员具有良好的信息收集意识，并建立持续的、系统的、分类清晰的信息记录制度。

2. 文献法　文献法就是收集和分析研究各种有关文献资料，筛选出所需信息，并将之应用于某种工作目的的方法。文献的类别不同，其所需的收集途径也有所不同，一般有：图书馆、档案馆、博物馆、科研教育机构、学术会议、网络等。收集文献的方法有：检索、购买、交换、索取、复制、接受赠书等。其中通过检索文献来获取信息是最常用、最主要的信息获取手段。文献检索是一门专门技术，也是科技工作者必备的一种技能，详细内容可参看相关书籍。

3. 调查法　调查就是根据工作任务运用调查方法和手段收集信息。常用的调查方法有：参观访问、会议交流、现场调查。如中药资源普查就主要属于调查法，它综合了参观访问、会议交流、现场调查等方法，其中野外调查是普查工作中的重要环节，也是人力、物力要求很大的环节。同时，中药资源普查也必须综合应用积累法和文献法来获取信息。

（二）中药资源信息

中药资源信息，是指有关中药资源的种类、分布、形成、蕴藏量、品质、保护和可持续利用的信息。由于事物联系的广泛性和复杂性，许多看起来不相关的信息也都可能直接或间接对中药资源产生影响。比如某地区大力发展交通，则可能导致道路沿线的资源破坏，交通改善则可以促进沿线地区中药资源开发利用，也可能导致中药资源蕴藏量的急剧下降；产业结构和政策导向的变化，如“东桑西移”，会导致某些中药主产区的转移；货币汇率的变化可以引起中药进出口量的变化，从而影响国内中药价格、中药资源采挖量种养量的变化。因此，广义的中药资源信息的范畴远大于上述概念的范畴。目前中药资源信息来源广泛，形式多样，但文献记录依然是中药资源信息的重要载体。常用的有关中药资源信息的文献如下。

1. 工具书

《中国中药资源丛书》 中国药材公司编著，1995 年，科学出版社。

《中国植物志》 科学出版社　全部 80 卷 100 多册。

《中华人民共和国药典》 国家药典委员会编著，现每五年修订一次，共三部。

《中国高等植物图鉴》 中国科学院植物研究所编，1972～1983 年，科学出版社。

《中国经济植物志》 中华人民共和国商业部土产废品局、中国科学院植物研究所编著，1961 年，科学出版社。

《中药志》 中国医学科学院药物研究所等编著，1959～1961 年，人民卫生出版社。

《新编中药志》 肖培根主编，2001 年，化学工业出版社。

《全国中草药汇编》 第三版，王国强主编，2014 年，人民卫生出版社。

《中药大辞典》 江苏新医学院编著，1977～1979 年，上海人民出版社。

《中药材品种论述》 谢宗万编著，上海科技出版社。

《中国动物志》 中国科学院中国动物志编辑委员会编辑。

《中国药用动物志》 中国中医研究院中药研究所等单位联合编写，天津科技出版社。

《中国道地药材》 胡世林主编，1989 年，黑龙江科学技术出版社。

《中华道地药材》 彭成、王永炎主编，2011 年，中国中医药出版社。

《中华本草》 国家中医药管理局中华本草编委会编写，1996 年，上海科技出版社。

《中国自然资源手册》 中国科学院　国家计划委员会自然资源综合考察委员会编著，1990 年，科学出版社。

2. 主要期刊 《药学学报》《中国中药杂志》（原名中药通报）、《中草药》（原名中草药通讯）、《中药材》（原名中药材科技）、《中国药学文摘》、《中国天然药物》、《天然产物研究与开发》、《中国海洋药物》、美国《化学文摘》（*Chemical Abstracts*，简称 CA）、美国《医学索引》（*Index Medicine*，简称 IM）、美国《生物学文摘》（*Biological Abstracts*，简称 BA）。

其他有关杂志有：《植物学报》《植物分类与资源学报》（原《云南植物研究》）、《植物研究》《自然资源学报》《资源科学》《中国生物学文摘》《野生动物学报》《应用生态学报》《生态学杂志》《植物生理学报》《现代药物与临床》（原《国外医药（植物药分册）》）、《亚热带植物科学》《中国林副特产》。国外杂志有：《药学杂志》（日本）、《生药学杂志》（日本）、*The Journal of Natural Products*（天然产物杂志，美国）、*Planta Medica*（药用植物，德国）、*Journal of Ethnopharmacology*（民族药理学杂志，荷兰）、*Natural Product Reports*（天然产物报告，英国）。

3. 网络资源 国家卫生健康委员会、自然资源部、生态环境部、农业农村部、科技部、国家药品监督管理局、国家林业和草原局、气象局等部门网站以及各省、直辖市、自治区的相关对应机构网站；中科院系统相关网站；国家、各省、直辖市、自治区的医药、农业、林业研究机构及行业相关网站；各文献检索、期刊杂志、大专院校网站等。

二、中药资源的数字化管理与应用

近十年来，由于计算机科学高速发展及其在不同领域的应用，涌现出许多新的技术如图像识别技术、控制技术、空间科学信息技术和通讯技术等，这为中药资源数字化管理和信息化发展提供了可能。中药资源数字化管理是指利用信息化的各种手段，采用数据库技术和网络技术，采集整合和挖掘中药资源的种类数量和分布信息，建设服务于中药资源规划、建设、管理，服务于政府、企业、公众，服务于中药资源可持续发展的重要资源信息化平台、信息应用系统及政策法规与保障体系。目前中药资源数字化主要体现在：一方面借助遥感（RS）、地理信息系统（GIS）、全球卫星定位系统采集（GPS）、图像识别系统等

对中药资源的空间信息进行获取、存储、动态监控、分析和应用，另一方面是建立中药资源数据库。

（一）建立中药资源数据库的意义

建立中药资源数据库，可以对中药资源的各种信息进行数字化管理，为中药资源的科研、保护和利用提供快速、及时、准确的信息。在中药资源普查中，特别是在近年开展的第四次全国中药资源普查中，将各地的中药资源种类、分布、蕴藏量、产量、收购量、销售量和需要量等巨量信息建立庞大的数据库，可为社会各个方面开发中药资源提供所必需的基础数据，将会产生巨大的社会效益和经济效益。目前建立的中药资源数据库一般都是关系数据库。这种库主要由两部分组成：一部分是数据库的结构，定义字段名、字段类型、字段长度等；另一部分是数据库记录的集合，它包含全部实在的数据。由于关系数据库能有效地存储和处理大量的数据信息，其应用最为广泛，因而被称作大众数据库。

（二）中药资源数据库的建立方法

1. 功能设计 建立数据库，首先必须明确数据库应该具备的功能，才能有的放矢地进行数据项目设计和程序设计。中药资源数据库应具的主要功能如下。

（1）信息录入和贮存 这是建立数据库的前提和基本功能，根据中药资源的相关信息，建立一系列数据库。

（2）信息维护 该功能进行信息的增加、修改、删除、浏览。

（3）中药资源查询 该功能可根据不同的检索词进行查询并输出结果。

（4）统计功能 该功能可对相关信息进行统计并输出结果。

（5）用户管理 该功能可增加用户、删除用户、修改密码，并设置不同用户的不同权限。

（6）输出 根据不同用户的权限输出相应的内容，包括电子版本和纸质版本。

2. 中药资源数据库的设计

（1）中药资源数据库的内容 如物种学名（中文学名、拉丁学名）、药材名、别名、药用部位、分布地点（地名、地貌、经纬度、海拔）、分布环境（群落、小生境、伴生动植物）、多度、频度、蕴藏量、不同年度的产销量、功效（中医学、民族医学、民间医药）以及上述项目的有关图片、视频、录音等，根据中药资源研究的特点，还可以收录外业调查、内业整理的相关资料，如样带信息、样方信息、植物生长阶段、数量、标本号及标本保存机构、种质资源保存方式及地点等。

（2）中药资数据库管理程序的设计 根据数据库的功能设计，进行数据库的信息录入、贮存、信息维护、中药资源查询、用户管理和输出是程序设计。程序设计应按模块化的方式进行，可提高效率，减少出错，便于调试。应设计扩展功能，以便于根据新的用户需求设计新的功能。程序设计还应考虑知识产权的保护，除设定用户权限外，还应特别注意照片、音频、视频的知识产权宣传和技术保护。为了避免误操作错误、意外事故和恶意程序对数据库的毁坏，应设计防错、防意外、防病毒的程序，保证数据库的安全、准确和完整。

3. 中药资源数据库网络化 网络化是指利用通信技术和计算机技术，把分布在不同地点的计算机及各类电子终端设备互联起来，按照一定的网络协议相互通信，以达到所有用户都可以共享软件、硬件和数据资源的目的。中药资源数据库的网络化，可以极大地提高数据库服务的广泛性和快捷性，并且通过不同的授权，使数据库的更新实现全国化甚至全

球化。但在网络化的同时，必须注重数据库的防护。

4. 数据挖掘 数据挖掘是目前数据库领域研究的热点之一，所谓数据挖掘是指从数据库的大量数据中揭示出隐含的、并有潜在价值的信息的过程。它主要基于人工智能、机器学习、模式识别、统计学、数据库技术等，高度智能化地分析数据，做出归纳性的推理，从中挖掘出潜在的规律和趋势。常用的数据挖掘方法有：分类、估计、预测、相关性关系和规则、聚类等。有关技术可参阅相关资料。中药资源信息数据库的数据挖掘，可为中药资源种类变化、蕴藏量变化、产销量的动态、资源区划、资源开发提供有力的分析和预测工具。

扫码“学一学”

第三节 中药资源危机的预警系统

随着人们自我保健意识、崇尚“回归大自然”意识的不断提高，人类从中药自然资源中寻求医药健康支持的意识越来越强烈，对中药资源的需求量也越来越大，中药产业越来越受到全世界的青睐。但是，由于对中药资源缺乏有效的保护，中国的中药资源受到了严重破坏，有些物种甚至濒临灭绝。《中国植物红皮书》（第一册）收载植物 354 种，其中药用植物 168 种，部分已经列入《国家重点保护野生药材名录》以及《濒危野生动植物物种国际贸易公约》（CITES）附录之内。因此，加强中药资源预警系统研究以确保中药资源的可持续利用是十分必要和迫切的。《中药现代化发展纲要》已将“开展中药资源普查，建立野生资源濒危预警机制”列为中药现代化发展的重要内容之一。

中药资源危机的预警系统包括资源危机阈值的确定、预警信息的收集和传递、预警信息的评价和对策。

一、中药资源危机阈值的确定

保护珍稀濒危动植物物种有利于维护生态平衡、保护生物多样性。1980 年中国正式加入《濒危野生动植物国际贸易公约》（华盛顿公约 CITES），此公约的精神在于管制而非完全禁止野生物种的国际贸易，采用物种分级与许可证的方式，以达成野生物种市场的永续利用性。1984 年中国公布了第一批珍稀濒危保护植物名录；1987 年国务院发布了“国家重点保护野生药材物种名单”；1988 年，由原国家环境保护局主持编写了《中国稀有濒危植物》一书并于次年在国内出版，现以《中国植物红皮书》在国际上正式出版发行，该书共收录保护物种 388 种，其中药用约 102 种。《中国稀有濒危植物》一书参考世界自然保护联盟（IUCN）红皮书系列，依据物种灭绝危险程度分为濒危（endangered）、稀有（rare）、渐危（脆弱或受威胁，vulnerable or threatened）三个类别。

与以上三个类别相对应，珍稀濒危中药物种划分为三个等级，针对不同等级制定有不同的保护要求内容。

1. 一级（濒危 endangered） 濒临灭绝状态的中药物种，具有以下特点。

（1）数量极少，分布区域狭窄，在分布地带处于灭绝危险。

（2）仅生存在特殊的正在恶化的生境中，对自然变化适应能力不强，或遭受毁灭性的开发和灾害性的病虫害。

（3）资源迅速减少，市场供应紧缺。

（4）具有极重要的医疗、科研、经济价值，《中华人民共和国药典》收载的常用种。

属于一级的中药物种有人参、冬虫夏草等。对于一级中药物种要特别重点保护，严禁采收和捕猎。如有特殊的研究需要，需经严格审批，审批权应控制在中央有关部门。

2. 二级（稀有 rare） 资源处于衰竭状态的重要野生和栽培（饲养）的中药物种，具有以下特点。

（1）数量和分布区域有限，或虽分布省区较多，但只是零星存在。

（2）是单种属或少种属的常用中药物种；国产特有物种，生境有一定的特殊性。

（3）栽培（养殖）条件要求高，资源缺少快，市场较紧缺。

（4）来源于高大的木本、大型哺乳动物或珍稀的古化石的中药物种。

（5）在医疗、科研、经济方面有重要意义，《中华人民共和国药典》收载的较常用品种。

属于二级的中药物种有白果、甘草、杜仲、明党参等。对于二级中药物种要加强保护，部分控制采收和捕猎。根据客观的野生或栽培（养殖）数量，规定生产指标，其保护措施是要保证自然资源得到不断发展。

3. 三级（渐危 vulnerable or threatened） 资源处于减少中的重要常用中药物种，具有以下特点。

（1）分布区域较广，但数量不断减少的中药物种。

（2）生境发生改变，不断影响中药物种的发展。

（3）开发利用过度，特别是药厂所需原料，资源骤减的中药物种。

（4）部颁标准或地方标准收载，已形成商品的重要民间药。

（5）受自然或人为的影响，可以预见将来可能成为濒危物种的中药物种。

属于三级的中药物种有石斛、天麻、雪莲、麻黄、川贝母等。对于三级中药物种要注意保护，可有计划或分区域的采收和捕猎。禁止毁灭性的滥采滥伐、毒杀捕捉等活动。

二、中药资源预警信息

预警科学是一门尚年轻正在成长中的学科，属于管理科学的范畴，对它的研究最早源于20世纪60年代美国对于管理失败的研究。到20世纪90年代初，中国才开始逐步开展预警科学的研究。

《中药现代化发展纲要》已将“开展中药资源普查，建立野生资源濒危预警机制”列为中药现代化发展的关键内容之一。因此，尽快建立中药资源动态监测体系，准确获得中药资源危机预警信息，确保中药资源危机预警信息及时准确地传递给管理部门将是中药资源管理现阶段的重要工作内容之一。

随着电子计算机技术、空间科学技术、信息技术的发展和“3S”技术在中药资源普查和监测中的应用，人们开始探索建立适宜的中药资源动态监测方法，为中药资源预警系统的建立打下良好的基础。

（一）中药资源预警系统建立应遵循的原则

1. 规范性 预警系统中的监测方法、监测指标、统计方法、软件平台等应规范，并尽量与国际惯例接轨。

2. 可靠性 预警系统应有良好的稳定性、安全性和可靠性。

3. 可扩充性 预警系统应便于扩充，便于升级换代。

4. 应重点监控与分类监控相结合 中药种类繁多，应该客观分析当前各种中药资源的基本情况，区别对待，采取重点监控的方法。从资源保护与市场供需的角度来看，对国家统管的药材，包括甘草、杜仲、厚朴和麝香等，可市场自由流通；但列入《中国稀有濒危植物》、《野生药材资源保护条例》和《濒危野生动植物物种国际贸易公约》的中药资源应作重点监测。

（二）中药资源预警系统数据信息

为了及时、准确地收集中药资源濒危数据信息，必须建立国家与地方共同参与，分工合作、职责明确的中药资源动态监测体系，该管理体系由管理系统、技术系统和监督系统三部分组成。

1. 管理系统 由国家濒危中药资源管理总站、各大区濒危中药资源动态监测中心站和具体执行单位共同构成。国家濒危中药资源动态监测总站负责领导全国监测工作，组织专家委员会设计总体实施方案、统一安排工作进程、遴选濒危品种、制定濒危品种招标方案、采用招标方式确定单一品种方案的实施单位、对下级单位的工作检查、对最终建成体系验收、全国濒危中药资源分布区影像的统一订购与处理分发、相关基础数据库的管理等工作。根据全国药用植物的地域分布及中药区划，设东北、华北、华东、西南、华南、内蒙、西北、青藏八个大区濒危中药资源动态监测中心站，各中心站负责本区濒危中药资源名录提供、本区基础数据库管理、对本区中药资源动态监测系统进行维护、相关信息上传、协助和监督本区域濒危中药资源监测工作。具体执行单位主要负责监测工作，及时采集样地相关信息并及时将信息上传给各大区中心站。

2. 技术系统 以固定样地结合临时样地为监测对象；依托计算机技术和 3S 技术；以 GPS 为空间位置信息采集工具，计算机为属性信息采集工具，建立包括各濒危品种属性数据库和空间数据库的濒危中药资源动态监测体系，可随时输出濒危中药资源数据表和资源分布图。国家濒危中药资源动态监测总站针对相关数据建立专家决策支持系统，通过相应的规划、统计、决策和预警评价等模型及时通报濒危状况，发出预警信息，向政府部门提出整改意见。

3. 监督系统 濒危中药资源动态监测体系的监督系统是由国家和各大区二级监督构成，监督的重点是样地原始信息的准确性和及时更新。国家濒危中药资源管理总站、各大区濒危中药资源动态监测中心站对下级单位实施监督的方式有两种：一种是形式监督，即数据和资料的格式要求按合同规定实施；另一种是实质监督，即对样地原始信息进行逐项检查，也可采用抽样的方法，对部分样地的现场核查。

4. 预警信息的评估与对策 濒危中药资源预警信息的评估与对策是预警系统的核心部分。目前，中国的濒危中药资源保护科研工作已经取得一定的效果，但是，科研工作结果没有得到科学有效的综合分析，决策人员只能通过一些经验和不系统的信息进行决策。因此，需要建立基于系统评价方法的濒危中药资源评价保护体系，对中药资源的濒危现状，资源变化量等进行监测，系统评价相关数据资料，制定更加科学合理的保护及管理对策，以达到中药资源可持续利用的目的。

濒危中药资源系统评价保护体系的构建采用系统评价的方法，包括设计系统评价方案、

执行系统评价、以网络为平台提交系统报告、实施动态监测保护行动四个步骤。建立濒危中药资源预警系统是一个长期的过程，既不能照搬其他行业的成熟模式，又需要相关的支持系统，以应对预警情况。该系统应具备预警信息的实时反馈与监控、预警信息的管理和分析，对濒危中药资源的预警发布、应急响应和调度指挥的功能，以此对濒危中药资源管理决策进行统筹规划分析。

扫码“学一学”

第四节　中药资源相关的知识产权

中药是中华文化的瑰宝，几千年来它与中医学一道为中华民族的繁衍昌盛，为中国人民的身体健康做出了巨大贡献。然而，随着中医药的国际影响日益扩大，许多国家及外商加紧了对中药的研究和开发，中国中药的领先地位已受到挑战，加强中药知识产权保护已非常急迫。中药资源的知识产权是中药知识产权的重要组成部分，研究中药知识产权保护的方法和措施，对中医药事业的发展具有深远意义。

一、中药知识产权保护的作用

（1）知识产权保护是国内、国际通用的保护科技成果的法律制度。利用专利等方式对中药资源相关的知识产权进行保护，并从法律上来保障中国中药产品在国际市场上的竞争力。

（2）知识产权制度可对发明者的合法权益进行有效保护，进一步激励科技人员的积极性和工作热情，对中药企业科技创新投入的市场回报进行保障，鼓励企业进行全面性、多层次的新产品开发，建立科技创新体系，提高中国中药科技创新水平。

（3）中药知识产权制度具有促进交流合作和公开科技信息的作用，对于促进中药研究相互交流，相互启发，避免重复研究，有限配置中国人力、财力和医药资源，避免偏方、秘方、医疗经验的流失具有非常重要的作用。

（4）中药知识产权保护有利于创造民族品牌，促进中药产业规范化发展，推动中药现代化进程。

二、中药知识产权保护的范围和形式

（一）中药知识产权保护的范围

1. 中药材生产技术　中药材生产是中药产业的源头，其知识产权保护的内容包括中药材栽培（养殖）生产技术、药材品质鉴定技术以及新品种、中药材包装储存技术、新药用部位和新用途等多个方面。

2. 中药炮制技术及中药饮片　知识产权保护的内容可包括传统的炮制方法与技术、新型饮片及保鲜技术。特别应注重对创新研究成果的知识产权保护。

3. 中药制药工程技术　包括制药工艺技术、制剂机械设备、制剂辅料、自动化技术、新剂型、污染处理技术及药渣的综合利用等。

4. 中药理论研究　中药理论研究内涵非常广泛，包括传统的与病、症、证相对应的实验动物模型研究、复方配伍规范研究、中药作用机制研究、活性成分研究、药性理论研究以及利用现代科学技术阐明中药理论和作用机制的研究等。

5. 中药产品的包装材料及外观设计

6. 处方与配方　包括中成药单味药处方、单体药处方、单味药组分处方、复方组分处方等。尤其是对民间流传的一些偏方、秘方，应加强研究和产权保护，防止流失。

7. 中药质量标准及其相关技术　保护内容包括标准品、检测仪器及试剂、检测方法等。

8. 中药领域的著作权　包括有关中药的专著、档案、论文、文献、资料、产品说明书、计算机软件、网络、数据库等方面的内容。

（二）中药知识产权保护的形式

目前中国采用的保护形式可分为专利保护、行政保护、边境保护和原产地保护等几种。

1. 专利保护　专利保护是中国目前中药知识产权保护的主要形式之一。专利保护的对象是发明创造的技术方案和含有关键技术的技术方案。中国1985年实施的专利法没有对药品和用化学方法获得的物质进行专利保护，只对其生产方法授予专利权。1993年修改的专利法开始对药品授予专利权。新的专利法规定凡是属于专利法保护范畴的中药发明创造也可以以专利的形式进行保护，其包括药物活性成分、剂型、用途、产品外观设计、包装等。值得注意的是，单纯的处方是不能申请专利的，而可以进行工业化生产的中成药产品是可以申请专利保护的。

2. 行政保护　行政保护是指除专利、商标之外，依照中国行政机关的行政法规对药品知识产权的保护，主要包括中药品种和中药新药保护。

（1）中药品种保护　1992年，国务院颁布了《中药品种保护条例》。该条例规定保护的对象是指在中国境内生产的或已经列入国家药品标准的品种。受保护的中药品种分两级：一级保护是指对特定疾病有特殊疗效的、相当于国家一级保护野生药材的人工制成品以及限于预防和治疗特殊疾病的品种；二级是指对特定疾病有显著疗效的品种和从天然药物中提取的有效物质及特殊制剂。其中，一级保护的时间分别为30年、20年、10年；二级保护的时间为7年。保护期满后可申请延长保护期，每次延长的期限不得超过第一次批准的期限，其中二级保护只能延长一次保护期。

（2）新药保护　新药保护的适用对象是指在中国未生产过的药品，对新颖性的要求较专利法低。但是新药证书一般只有在完成Ⅲ期临床试验后再经原国家食品药品监督管理局批准后才能颁布，因此申请周期要比专利申请长。根据原国家药品监督管理局1994年发布的《新药保护和技术转让的规定》，规定各类新药的保护期限为：第一类新药12年；第二、三类新药8年；第四、五类新药6年。在保护期内的新药未得到新药证书持有者的技术转让，任何单位以及个人不得仿制生产，同时药品监督管理部门也不得受理审批。

（3）专利保护与行政保护的比较　专利保护、新药保护和中药品种保护在内容、形式及特点方面都存在较大差异。专利保护要求药品具有三性（惟一性、新颖性、创造性），而中药品种保护的申请条件远低于专利，不要求具有新颖性和创造性，已公开发表和公开使用的药物，仍可申请中药品种保护。专利是用来确定技术产权的，所以它必须清楚明确，具有惟一性。专利产权的惟一性，在专利体系的各项规定中得到充分体现和保障，有利于有关规定的操作。新药保护和中药品种保护的对象都可以是两个或两个以上的多个主体，因此允许同一品种有多个新药证书或品种保护证书的持有者，新药保护和中药品种保护不具有排他权和独占性。专利所保护的是含有关键技术的技术方案，虽然专利公开了，但却隐藏了最佳疗效的最佳配方和关键技术。而新药保护和中药品种保护的适用范围仅仅是中

药品种，对中药技术开发前期研究活动中的技术秘密、处方组成和工艺制法是无法予以保护的。

中药品种保护会受到专利保护的阻截。如果两个厂商开发同一种产品，其中一方在开发初期将独立研制的产品或以正当方式取得的产品申报了专利保护，另一方即便获得了新药证书，但也不能获得中药品种保护，其生产还是受到获得专利保护的一方的制约。由此可以看出，中药品种保护对于企业不具有战略保护的作用。新药保护和中药品种保护只是国内强制性的行政保护措施，这种保护的范围仅限国内，无法与国际上的通用做法接轨。国内制药企业如果想要走向世界，参与国际药品市场的竞争，就必须依靠专利这一武器。

3. 边境保护 边境保护涉及的中药知识产权范围以中药专利产品及商标产品为主，尤其是中药品牌商标。海关是进出境的监督管理部门，可以对进出口货物进行有效控制，在防止和制止侵权货物进出境方面发挥重要作用。海关对知识产权的保护有助于维护中国出口企业的合法权利和出口商信誉，促进对外贸易事业的健康发展。

4. 原产地保护 原产地保护是指用来保护表示该商品是源于某国、某地区或某地的一种产品标识，是一种集体性专用权，不具有转让性和独占性。凡在该地的生产企业都可以使用该地名称，而且不受时间限制。申请原产地保护要求产地名称必须实际存在，并且是该产品的真实产地，只有本地企业才能使用该产地名称。申请原产地保护后，其他地区生产的同类产品的名称就不能含有该产地名称。在同一产地，同一种由不同企业生产的产品可用不同商标进行区别与保护。

2001 年原国家对外贸易经济合作部根据《中华人民共和国出口货物原产地规则》等有关法律、《中华人民共和国进出口商品检验法》及其实施条例和世界贸易组织关于《原产地规则协议》等国际条约、协议的规定，制定《原产地标记管理规定》，并于 2001 年起施行。原产地标记是产品或某项服务来源地的重要标准和符号。基本可分为原产国家标记和地理标志两大类。

2005 年 7 月原国家质检总局发布了《地理标志产品保护规定》（第 78 号局长令），地理标志产品，是指产自特定地域，所具有的质量、声誉或其他特殊性本质上取决于该产地的自然因素和人文因素，经审核批准以地理名称进行命名的产品。地理标志产品包括：来自本地区的种植、养殖产品，原材料全部来自本地区或部分来自其他地区，并在本地区按照特定工艺生产加工的产品。其目的在于，保护地理标志产品，规范地理标志产品名称和专用标志的使用，保证地理标志产品的质量和特色。

5. 商标保护 商标保护是对商标的标志性、商业性、专有性的保护，对象是标志。中国于 1983 年开始实施商标法，1993 年 2 月进行了修订。该法中规定人用商品必须使用注册商标，未经批准注册的不得在市场上销售。中药领域商标保护的范围有中药材的品质、中药饮片、中成药、制药专用机械设备、质量检测所用的标准品及检测仪器、包装材料、包装机械以及中国的道地药材等。

6. 著作权保护 中国对著作权实施自动保护原则，即一旦作品创作完成，该作品自动获得著作权的保护。著作权与专利权一样都是专有权，但与专利权不同的是，著作权只保护作者的表达方式，而不保护作者所反映的具体内容。因此，从理论上讲，在中药领域著作权法的适用范围是有限的，它主要用于保护中药领域的学术研究成果。由于中药技术性质的特殊性，学者们在发表文章时，应充分考虑技术秘密公开后所带来的不利影响，故重

要的技术发明等不宜公开发表。

7. 商业秘密保护　商业秘密是指不被公众所知悉、能为权利人带来经济利益、具有实用性并经权利人采取保护措施的技术信息和经济信息。《中华人民共和国反不正当竞争法》第十条，明确规定侵害商业秘密的行为属于不正当竞争行为。中药知识产权保护的主要对象是配方和生产工艺。中药的生产工艺复杂，技术性强，配方也复杂多样，从产品很难应用反向工程倒推出中药的配方和生产工艺。所以从中药领域的技术特征来看，商业秘密保护是中药知识产权保护十分有效的一种方法。中国许多知名中药品种都是用商业秘密保护其知识产权的，如丹参滴丸等。

重点小结

一、基本概念

1. 中药资源管理　是指中药资源管理相关部门为了合理、科学地保护和开发利用中药资源所采取的行政、法制、经济，技术等手段和途径的总和。

2. 中药资源信息　是指有关中药资源的种类、分布、形成、蕴藏量、品质、保护和可持续利用的信息。

3. 数字化　就是将各种信息转变为可以度量的数字、数据，再以这些数字、数据建立适当的数字化模型，把它们转变为一系列二进制代码，引入计算机内部，进行统一处理。

二、基本内容

1. 中药资源管理的基本内容　主要包括中药资源保护和开发利用的管理、中药资源动态监测管理、中药资源生产和市场流通管理、中药资源的信息和数字化管理和中药资源相关的知识产权管理等方面。

2. 中药资源的信息和数据化管理　首先是信息收集主要有积累法、文献法和调查法，然后构建中药资源数据库再进行数据库管理维护、网络化和数据挖掘。中药资源危机的预警系统包括资源危机阈值的确定、预警信息的收集和传递、预警信息的评价和对策。中药资源预警系统建立的原则是规范性、可靠性、可扩充性和采取重点监控与分类监控相结合的原则。

3. 中药资源相关的知识产权保护范围　主要有中药材生产技术、中药炮制技术及中药饮片、中药制药工程技术、中药理论研究、中药产品的包装材料及外观设计、处方与配方、中药质量标准及其相关技术和中药领域的著作权；中药知识产权保护的形式主要有专利保护、行政保护（中药品种保护和新药保护）、边境保护、原产地保护、商标保护、著作权保护和商业秘密保护。

扫码“练一练”

参考文献

[1] 段金廒，周荣汉．中药资源学［M］. 北京：中国中医药出版社，2013.

[2] 王文全．中药资源学［M］. 北京：中国中医药出版社，2012.

[3] 万德光，王文全. 中药资源学专论［M］. 北京：人民卫生出版社，2009.

[4] 郑汉臣．生药资源学［M］. 上海：第二军医大学出版社，2003.

[5] 陈士林，肖培根. 中药资源可持续利用导论［M］. 北京：中国医药科技出版社，2006.

[6] 陈士林，等. 中国药材产地生态适宜性区划［M］. 北京：科学出版社，2011.

[7] 王文全，沈连生. 中药资源学［M］. 北京：学苑出版社，2004.

[8] 周荣汉. 中药资源学［M］. 北京：中国医药科技出版社，1993.

[9] 中国药材公司. 中国中药资源［M］. 北京：科学出版社，1995.

[10] 中国药材公司. 中国中药区划［M］. 北京：科学出版社，1995.

[11] 谢宗万．中药品种理论与应用［M］. 北京：人民卫生出版社，2008.

[12] 胡世林．中国道地药材［M］. 哈尔滨：黑龙江科学技术出版社，1989.

附录　道地药材彩图

一　东北、华北地区道地药材

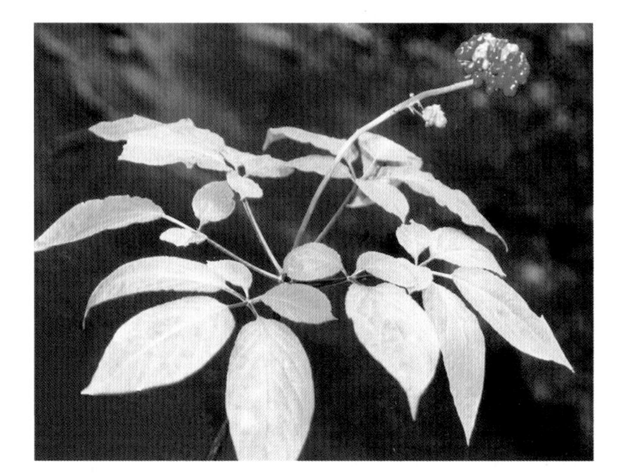

▲人参

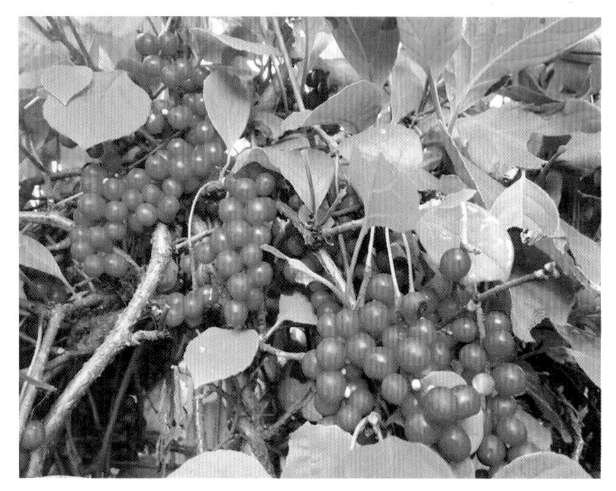

▲五味子

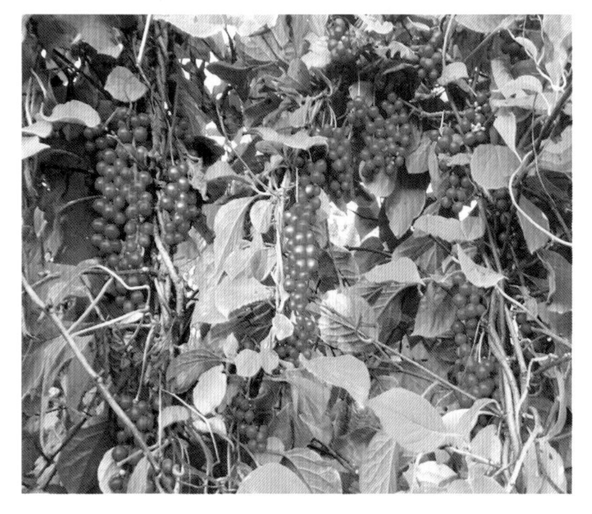

▲五味子

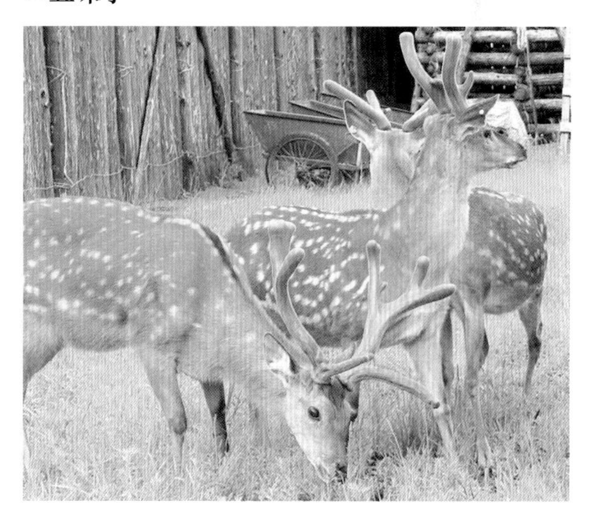

▲梅花鹿

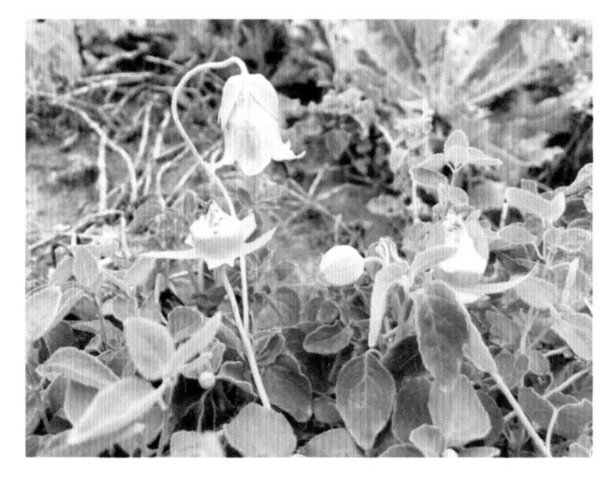

▲党参

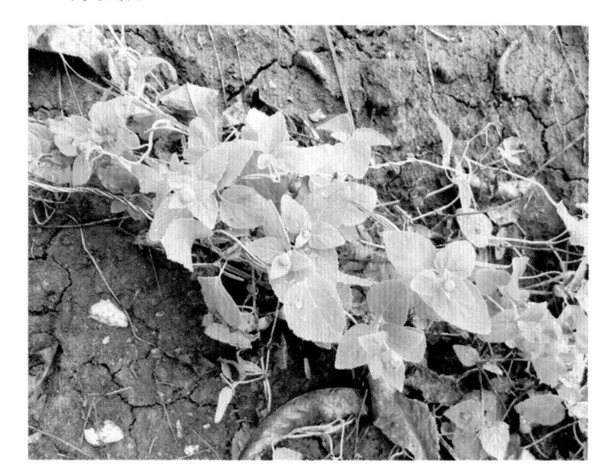

▲党参

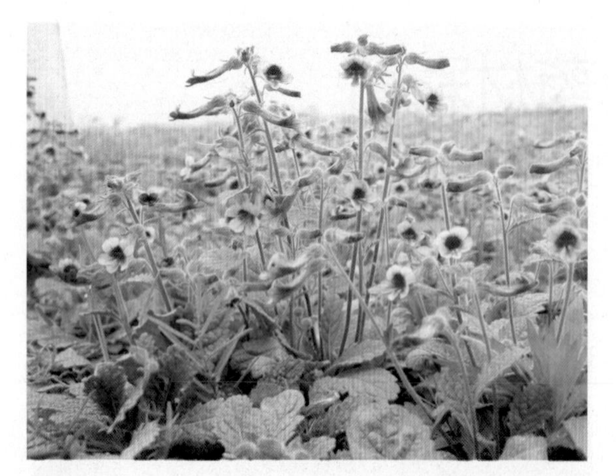
▲地黄

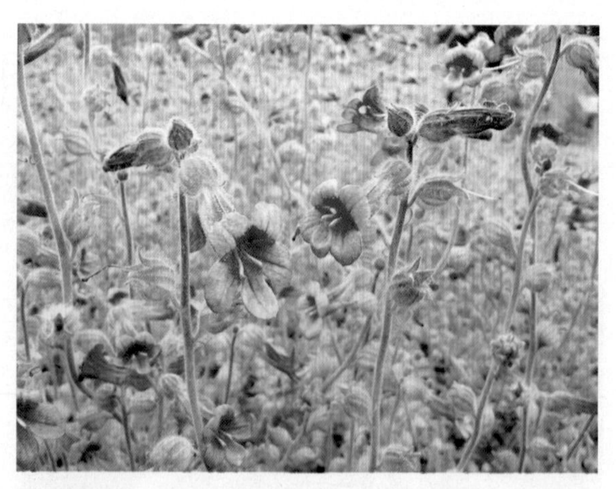
▲地黄

二 西北地区道地药材

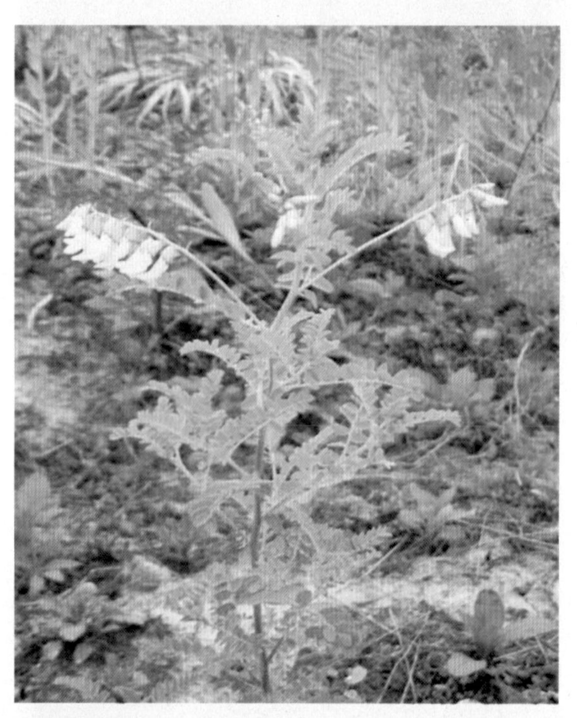
▲膜荚黄芪

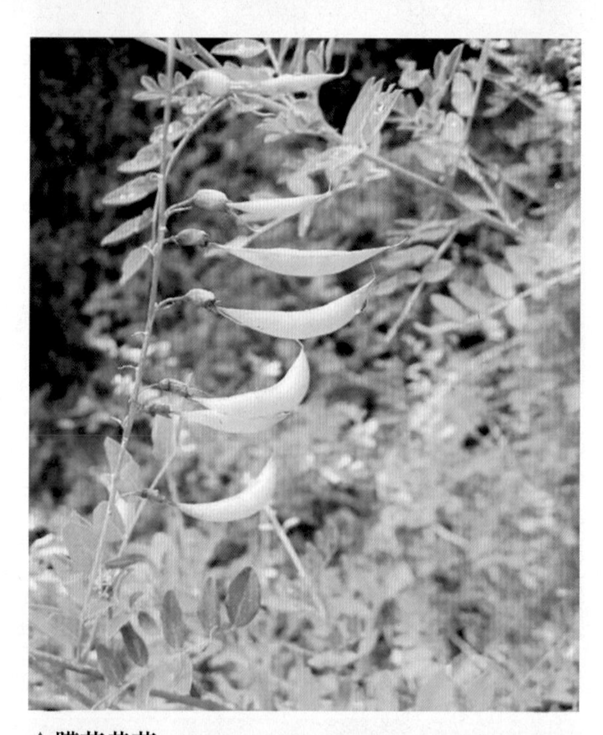
▲膜荚黄芪

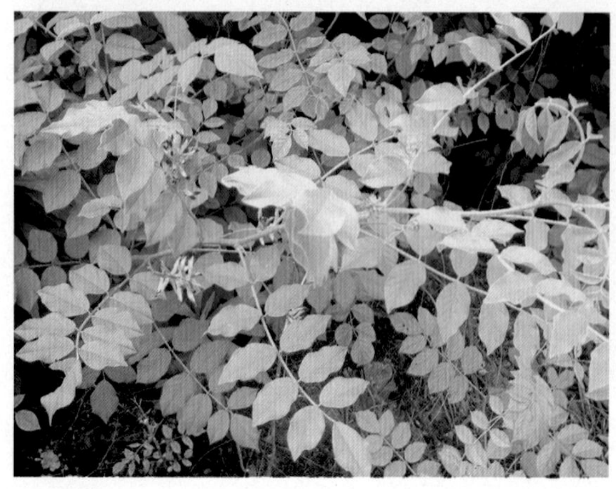
▲甘草

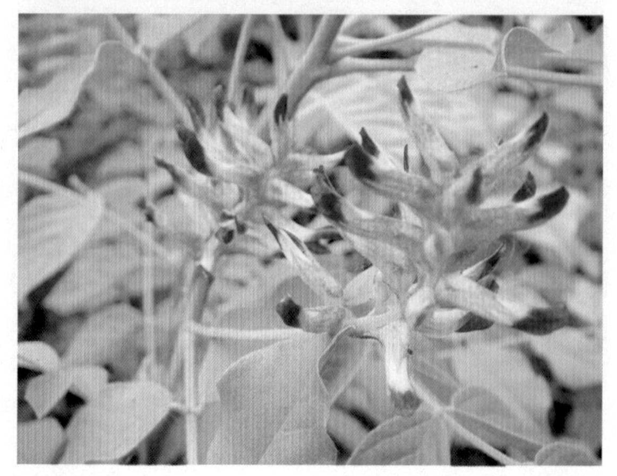
▲甘草花

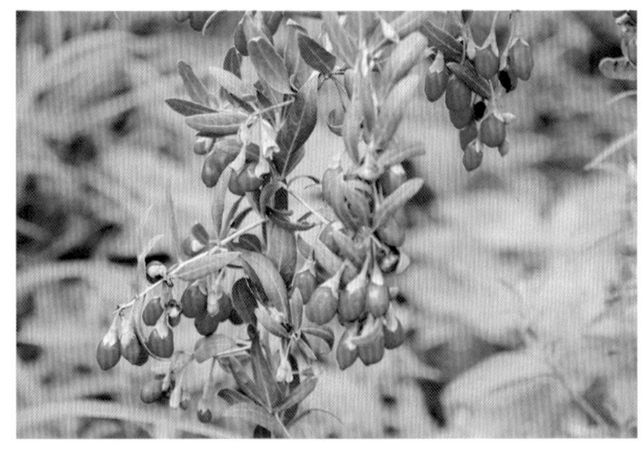

▲宁夏枸杞

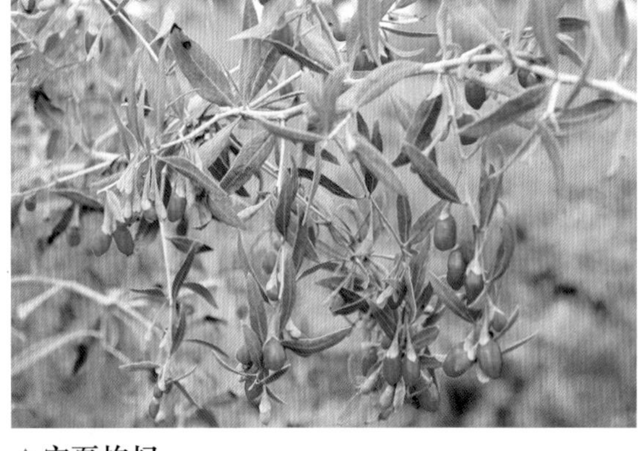

▲宁夏枸杞

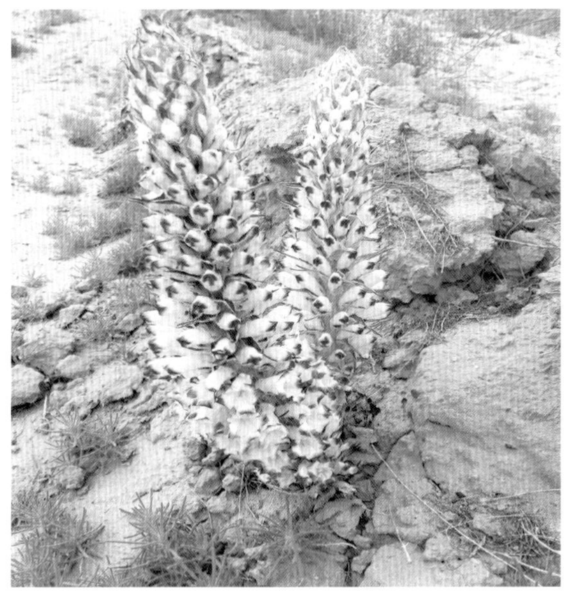

▲肉苁蓉

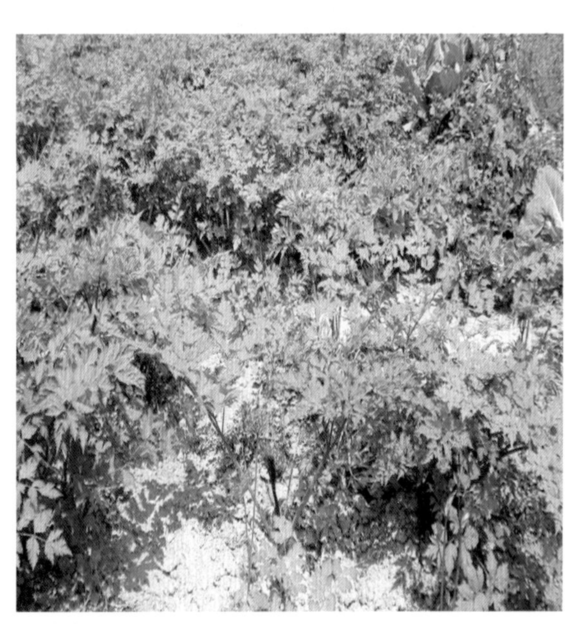

▲当归

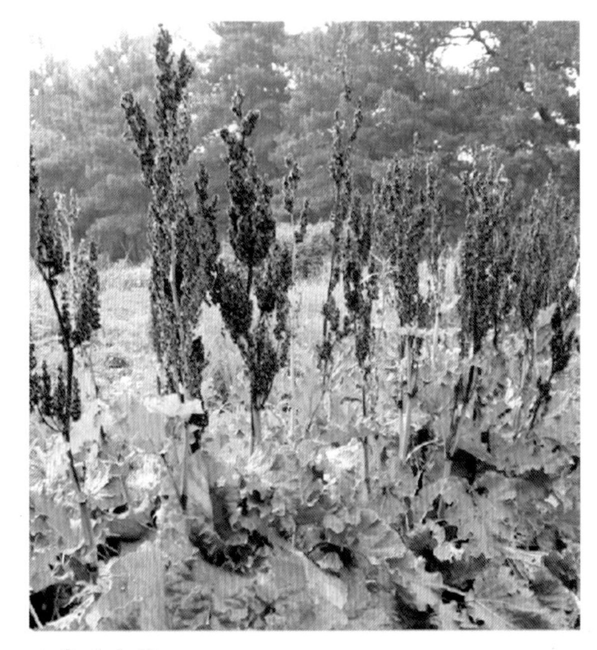

▲掌叶大黄

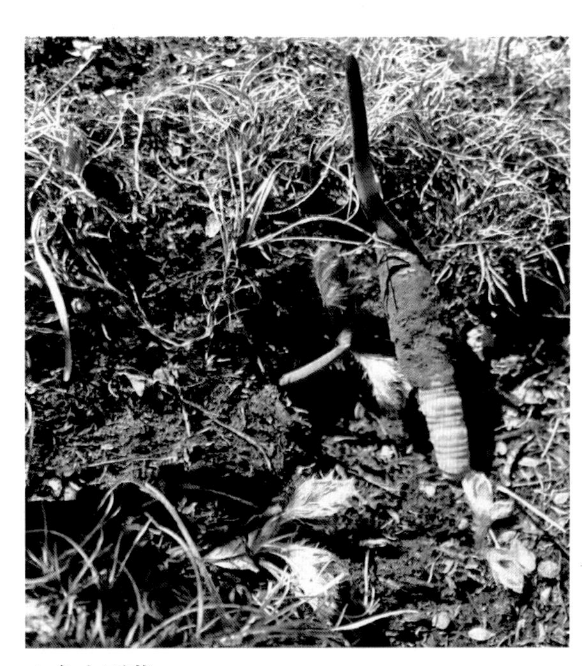

▲冬虫夏草

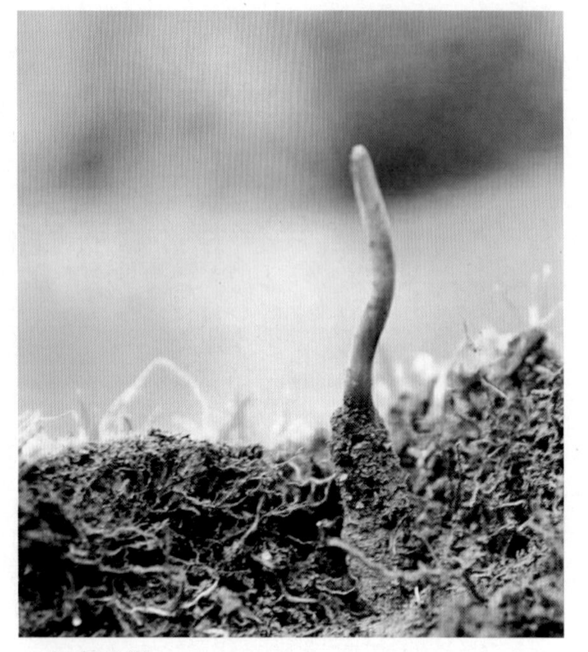

▲冬虫夏草

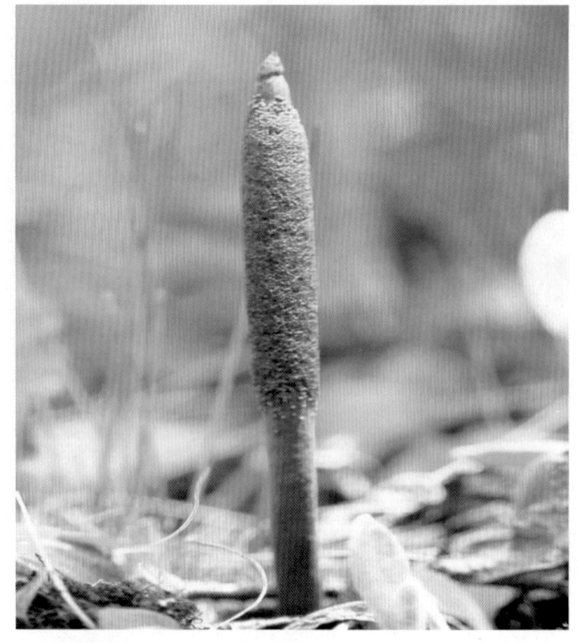

▲冬虫夏草

三 华东、华中地区药材

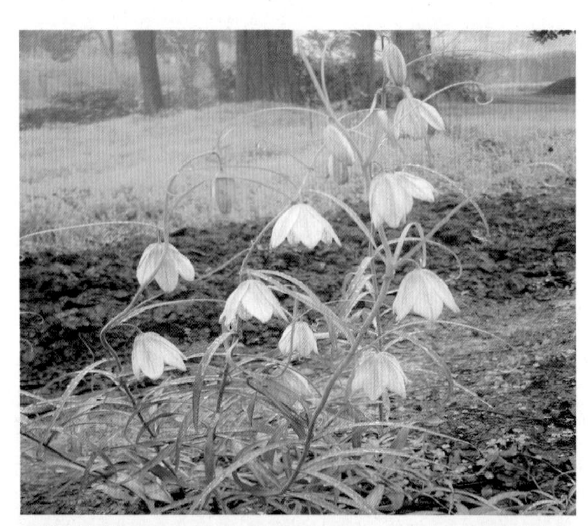

▲浙贝母

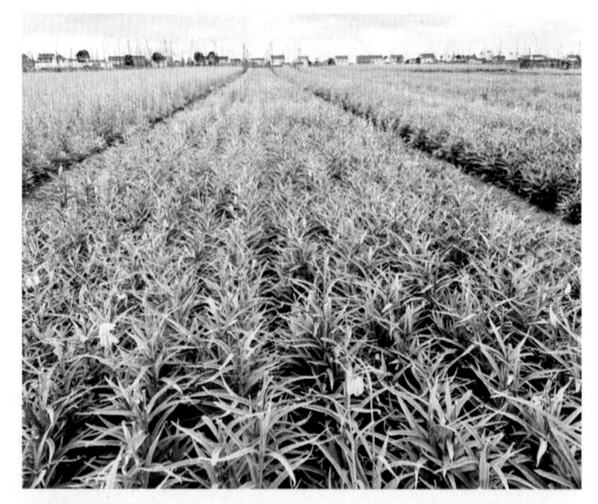

▲浙贝母

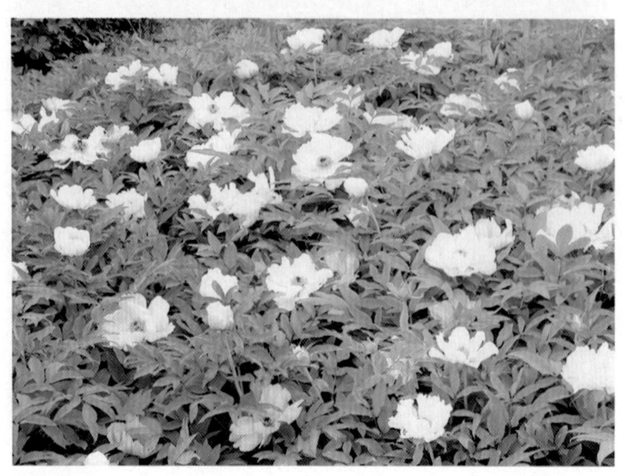

▲牡丹

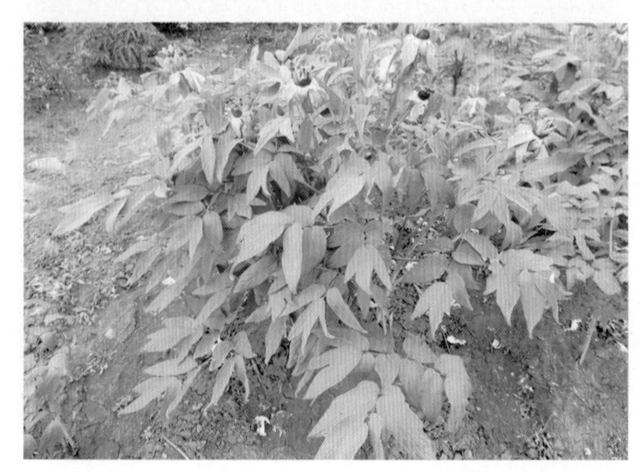

▲牡丹

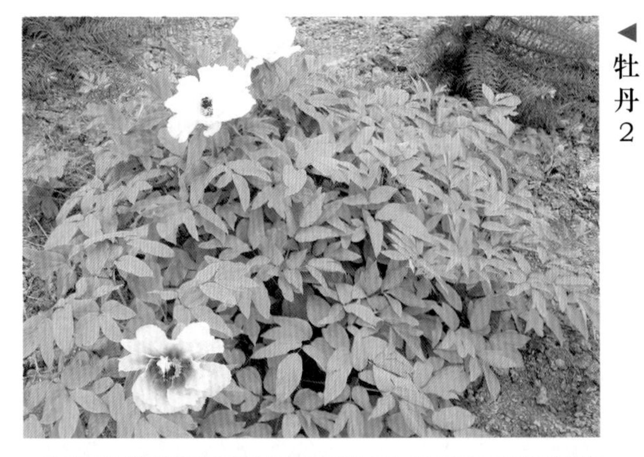

◀牡丹2

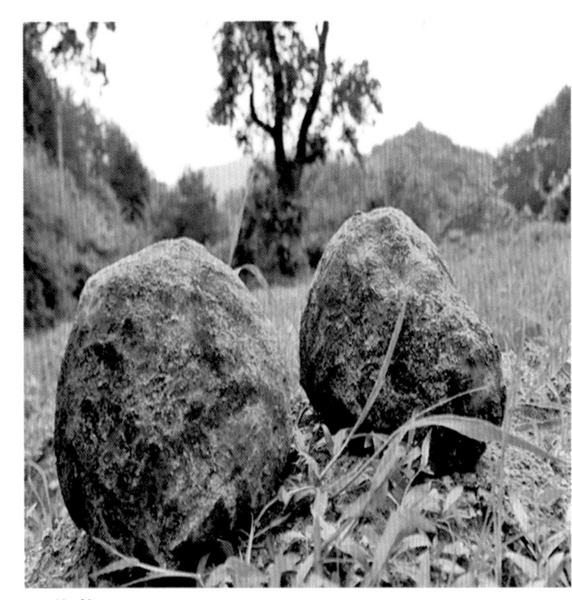

▲茯苓

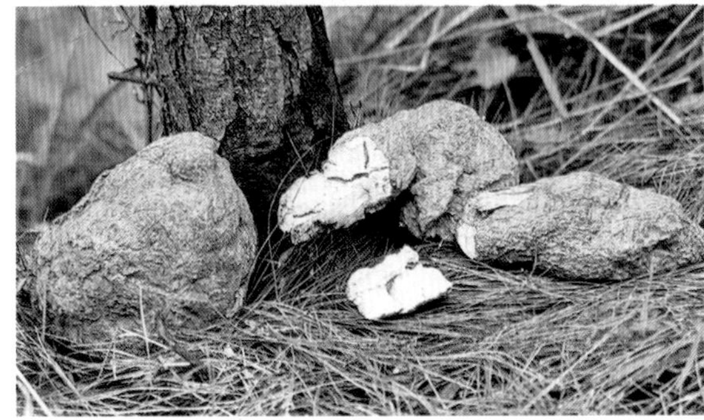

◀茯苓

四　华南地区道地药材

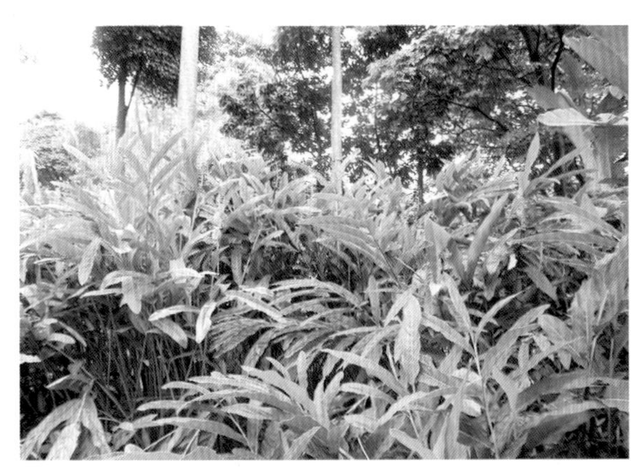

▲阳春砂

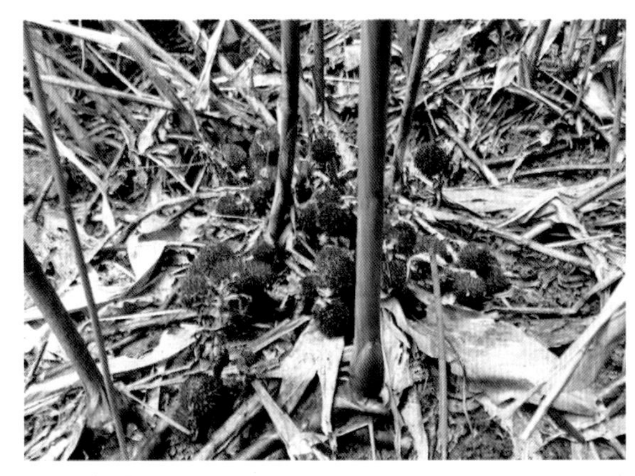

▲阳春砂

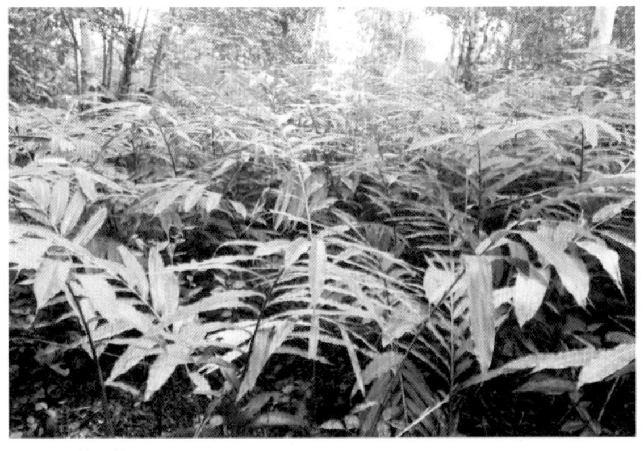

▲阳春砂

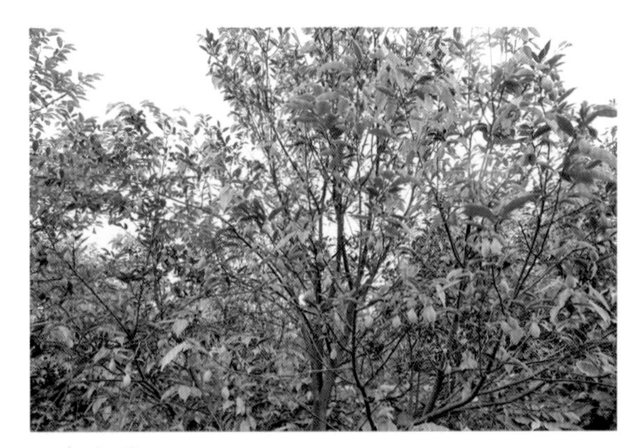

▲白木香

五 西南地区道地药材

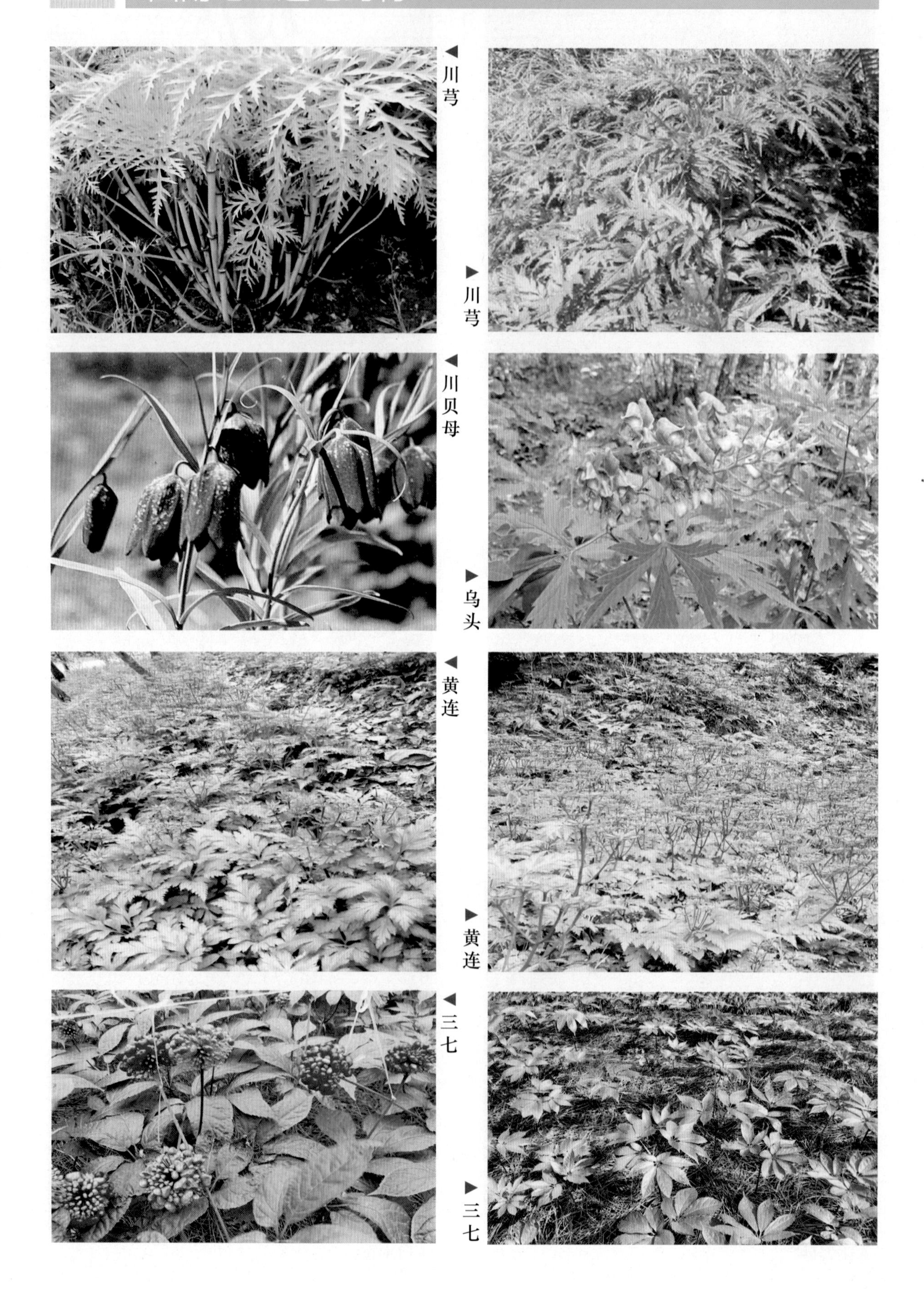

◀川芎 ▶川芎

◀川贝母 ▶乌头

◀黄连 ▶黄连

◀三七 ▶三七